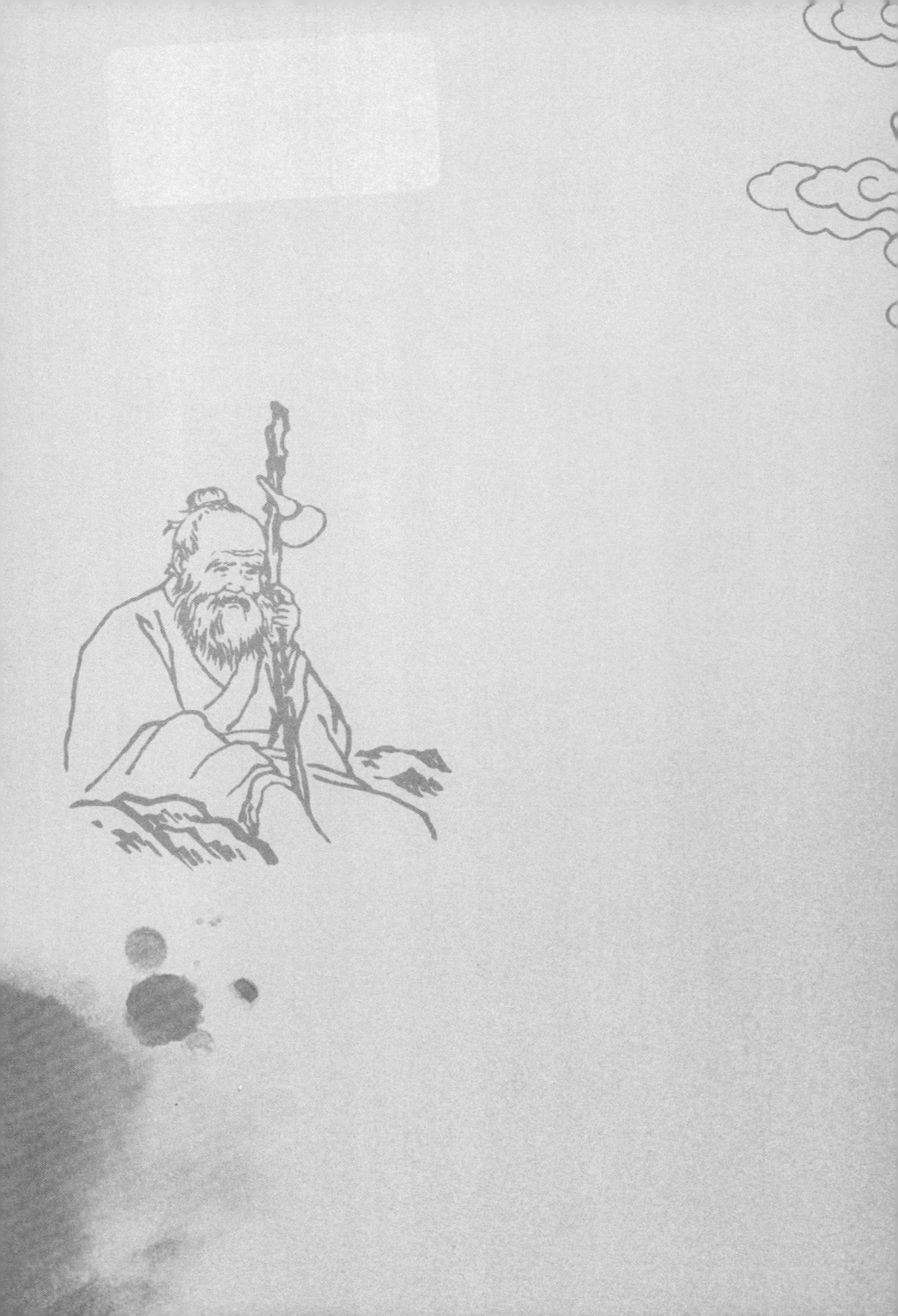

鄂东五大历史名医大事年表

韩进林 著

图书在版编目（CIP）数据

鄂东五大历史名医大事年表/韩进林著. —北京：学苑出版社，2020.12
ISBN 978-7-5077-6083-5

Ⅰ.①鄂… Ⅱ.①韩… Ⅲ.①医药人物-湖北-年表 Ⅳ.①K826.2

中国版本图书馆 CIP 数据核字（2020）第 259093 号

责任编辑：付国英
出版发行：学苑出版社
社　　址：北京市丰台区南方庄 2 号院 1 号楼
邮政编码：100079
网　　址：www.book001.com
电子信箱：xueyuanpress@163.com
电　　话：010-67603091（总编室）、010-67601101（销售部）
印 刷 厂：北京市京宇印刷厂
开本尺寸：890×1240　1/32
印　　张：7
字　　数：245 千字
版　　次：2021 年 1 月第 1 版
印　　次：2021 年 1 月第 1 次印刷
定　　价：45.00 元

丛书总序

中医药作为国粹,已成为最具代表性的中国元素。它在造福人类的同时,逐渐被世界所认同。习近平主席曾指出:"中医药是中国古代科学的瑰宝,也是打开中华文明宝库的钥匙。"他还特别强调:"充分发挥中医药独特优势,推进中医药现代化,推动中医药走向世界,切实把中医药这一祖先留给我们的宝贵财富继承好、发展好、利用好,在建设健康中国,实现中国梦的伟大征程中谱写新的篇章。"

的确,中医药文化源远流长,积淀深厚,犹如一座丰富的宝藏。但是,中医药文化,有它独特的存在方式,除了业已传世的一些中医药典籍和文献外,还有大量的中医药文化资源散布在民间,有的以家学传承的方式传承。毫不讳言,如不引起重视,这些宝贵的中医药文化资源，就可能会随着时间的流逝而消失。因此，抢救、挖掘和整理这些祖宗留给我们的宝贵中医药文化资源时不我待，更是我辈义不容辞的责任。这是一项服务当代、造福后世的大事、好事。在倡导健康中国的今天，中医药的特色优势日渐凸显。做好这项工作，也恰逢其时。

为此，我们尝试着组织一批专家、学者，编写了《鄂东中医药文化系列丛书》，为传承中医药文化尽一份力。我们深知，编写这部丛书，不是一件容易的事情。到底如何做？经过慎重考虑，我们认为还是从基础工作做起，以局部为突破口，再逐步展开。丛书的内容设置，分历代名医、中医中药、医案医话、单方验方、医德医风、医家典故等等。而这部丛书，作为黄冈市中医医院中医药文化研究项目、黄冈市中医药学会研究课题，即是其研究成果之一。希望通过我们的努力，能起到抛砖引玉的作用，唤起更多的人关注中医药文化，从而参与到中医药文化的抢救、挖掘、整理的工作中来，不断地丰富和拓展丛书的内容，从而实现传承中医药文化的愿望。我们在努力，我们也在期待。

夏春明[*]
2019 年 11 月

---

[*] 作者系湖北省黄冈市卫生局原党组书记，现任黄冈市中医药学会会长、《本草》杂志主编。

自 序

鄂东五大历史名医,是鄂东奇山异水哺育出的人杰精英,是鄂东人的骄傲。

在中华医学史,乃至世界传统医学史和人类健康进化史上,王叔和、庞安时、万密斋、李时珍、杨际泰的名字,光彩赫赫,熠熠夺目。

历史不可以重复,但可以借鉴。

笔墨能续岐黄史,生平可窥大医魂。

大医已逝,精神永恒。其医术、医德、医风、医技,千秋不朽、万古长存。

年谱与年表,虽一字之隔,却有星月之别。

年谱,只记载名贤圣哲个人的生活历程,而年表则与名贤圣哲生活成长的社会背景、时代更迭、时局变迁、时政举要息息相关。

鄂东五大历史名医大事年表，再现了当年五位大医成长成才的艰苦不易与心路历程，也彰显了变幻莫测的时代风云对五位大医的磨砺洗礼。

20世纪80年代出版的《湖北医学史稿》和其他论及荆楚及鄂东古代名医的文史资料，都只有庞安时、万密斋、李时珍、杨际泰四大名医。鄂东五大历史名医之定论，最早的文史出处见之于2016年出版的《黄冈文化简史》。自此，"鄂东五大名医"之论取代了"鄂东四大名医"之说。新增的名医乃魏晋名医、中华脉祖王叔和。

籍贯山东山阳高平（今山东济宁邹城市）的王叔和，殁葬于湖北麻城（时称弋阳郡西阳地）的最早记载，见于清朝康熙八年的《麻城县志》："晋名医王叔和墓，位于县南三十余里的青龙区。"山东济宁市和山西高平市的志书文献皆异口同声称："王叔和寓居殁葬湖广麻城。"

2000年开始，湖北麻城市成立王叔和研究会，对王叔和寓居麻城，《脉经》成书于麻城以及他编纂张仲景《伤寒论》等系列大事展开研究。同时，对位于市内的白果镇老爷山（亦称药王山）的王叔和墓（俗称药王墓）进行扩建修缮，重新刻碑铭文，并在墓前竖立了大理石雕像。2013年开始，王叔和研究会组织专家学者到山东、山西、河南、河北以及湖北襄阳、随州等地寻踪觅迹、采风调研，为撰写《王叔和传》搜集资料，查阅文献。2015年6月，历经三年的艰辛辑纂，笔者执笔撰写了15万字的《王叔和传之大事年表》，由《本草》杂志以特刊推出，并延请了省内外医史文献专家、学者审评。

《鄂东五大历史名医大事年表》中的王叔和年表，在发表于《本草》特刊的文章基础上进行了节选。因王叔和属于五大名医中拾遗补阙、补偏救弊的人物，且国史无传，生平悬念多多，故而在时代背景、时政举要的相关文献记载中有所偏重，五大名医中，他的年表篇幅也较为宏富。

庞安时、万密斋、李时珍、杨际泰这四位大医，因正史及地方文献皆有记载，且历代传承，不断丰富，故他们的年表篇幅大致相等，以大医们的成长历程唱主角，辅以时代背景、时政大事作补充，以缀其奋勉，以彰其精彩。

大医远去，脚印深深成历史；

精诚永续，医魂昭昭励后贤。

将鄂东五大历史名医大事年表合卷成书，旨在让后来者了解大医历史、缅怀大医功绩、铭记大医恩德、传承大医精神、光大大医仁术，为天下苍生的福祉而奋起搏击。

以上赘言，聊以为序。

韩进林

戊戌岁桂月于古城黄州

目　录

王叔和 ……………………………………（1）
　王叔和像 …………………………………（3）
　王叔和墓 …………………………………（4）
　大事年表（201～280）…………………（5）
　参考文献…………………………………（70）

庞安时 ……………………………………（75）
　庞安时像 …………………………………（77）
　庞安时墓 …………………………………（78）
　大事年表（1042～1099）………………（79）
　参考文献…………………………………（115）

万密斋 ……………………………………（117）
　万密斋像…………………………………（119）
　万密斋墓…………………………………（120）
　大事年表（1499～1582）………………（121）
　参考文献…………………………………（145）

李时珍 …………………………………………（147）
    李时珍像………………………………………（149）
    李时珍墓………………………………………（150）
    大事年表（1518～1593）……………………（151）
    参考文献………………………………………（180）

杨际泰 …………………………………………（181）
    杨际泰像………………………………………（183）
    杨际泰墓………………………………………（184）
    大事年表（1773～1855）……………………（185）
    参考文献………………………………………（213）

后记 ……………………………………………（215）

王叔和

王叔和像

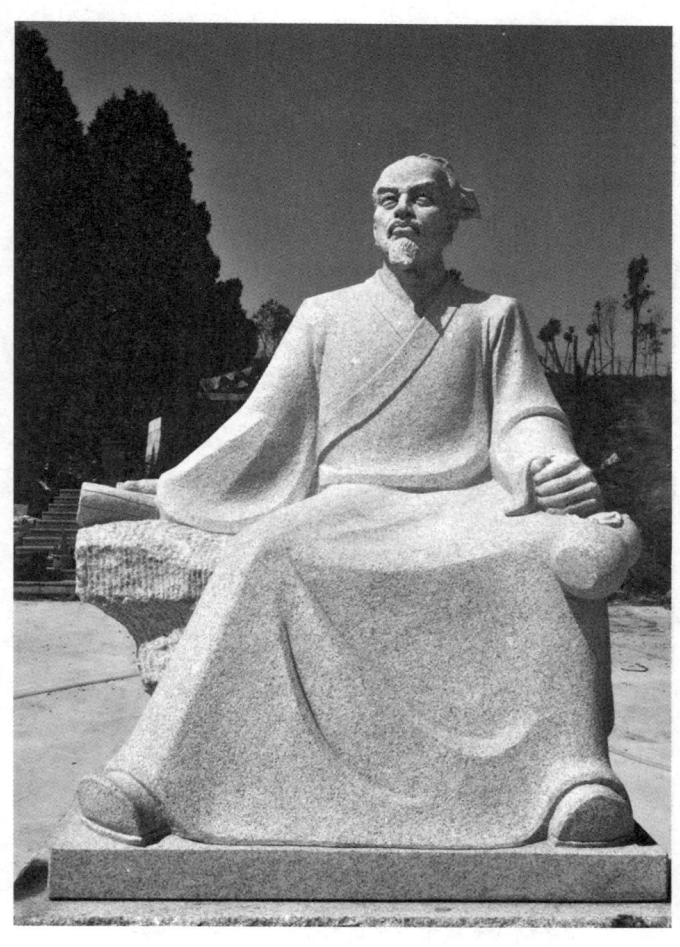

王叔和墓

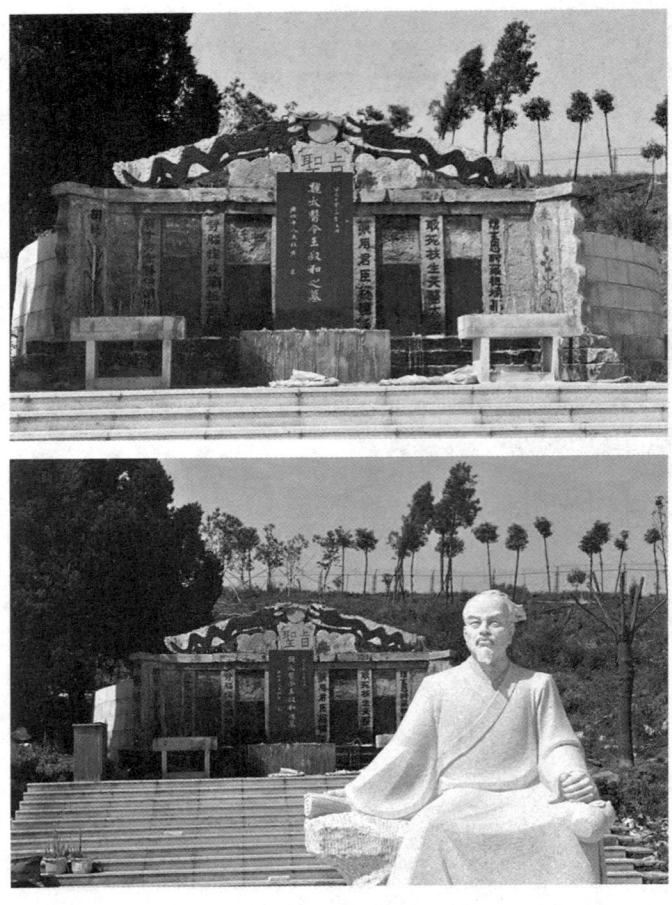

位于湖北麻城市白果镇药王冲山上的王叔和墓

大事年表

(201~280)

201年（辛巳）　汉献帝建安六年　1岁

二月丁卯日　中原大地日食。河内郡（治所在怀县，即今河南武陟县西南）举司马懿（时年22岁）为贤才，任上计掾之职。司马懿（179~251），字仲达，河内温县（今河南温县）人，曹操为丞相时，辟为文学掾，录转主簿。建安二十年，曹操平定汉中，他主张乘胜夺取益州，未被采纳。建安二十四年，关羽水淹七军困曹云，曹操准备迁都，他极力劝谏阻止，建议用孙权袭击关羽。之后，曹丕称帝，任尚书、右仆射，转抚军将军，甚得信任。魏明帝曹叡时，任大将军，迁太尉，多次与诸葛亮抗衡。后与大将军曹爽辅佐曹芳，进位太傅。司马懿与王叔和友善，是王叔和入太医院的举荐人之一。

四月　二十八日巳时（据今湖北麻城白果《王氏族谱》）王叔和出生于山阳郡（属兖州。辖县十。治所昌邑在今山东金乡西北）高平县之西南（今山东省邹城市郭里镇独山村）一药贾之家。

名熙。叔和乃其字，幼时尚未呼称。15岁时偶遇族叔王粲（三国时期著名文学家，建安七子之一）。后随王粲到荆州，居襄阳（今湖北襄阳市）山都。因与当地一庸医同名，故而王粲为其取字叔和。始以"叔和"传世。（著者注：在王叔和未到襄阳之前的年表一应称呼皆以王熙出现）

其父王赈，精通药石。其祖上三代皆在上党（郡名，属并州。辖十三县，治所长子县，在今山西省长子县西。东汉末移治壶关，在今山西省长治市北）经营药材。至王赈，回高平经营一生药店。

母亲卫氏。生父姓李。约在东汉建宁年间（168~172），王熙外祖父一家十口皆死于大水后的大疫之中。唯尚在襁褓中的王熙母亲大难不死，被河东（今山西夏县）人、东汉名医张仲景嫡传弟子卫汛祖父卫春收养。故此，王熙与卫汛乃表兄弟关系。卫氏生四子，王熙长兄王烝，次兄王煦，弟弟王照。

五月 兖州（东汉州名。辖郡国八、县八十。治所昌邑县，在今山东金乡西北。辖境相当于今山东西部及河南东部）衙门后街失火，烧七天方扑灭。方圆数里，一片废墟。

九月 凉州、兖州普降暴雪。人、畜冻死无数。王熙家乡高平冰冻雪封半月有余。王熙家族中有十余人死于这场雪灾。

202年（壬午） 汉献帝建安七年　　　　2岁

正月 高平暴雨成灾。王熙家房屋垮塌。

四月 高平县一商贾家中失窃，诬王熙长兄王烝作案。王烝入狱。

五月庚戌日 曹操至浚仪（今河南开封市）治睢阳渠

（故址在今河南商丘市睢阳区境内）。

六月 王熙家生药店起火，房屋及药材俱成灰烬。

七月 王熙母亲卫氏患重病卧床十余日。所幸，其兄长卫生带长子卫汛前来探亲。王熙母亲死里逃生。

十月 王熙父亲倾其家资赎长子王烝出狱。

203年（癸未） 汉献帝建安八年　　　　3岁

三月 王熙大伯父（王赈之兄）王斌自并州（东汉州名。辖郡九、县八十，治所晋阳，在今山西太原市西南。辖境相当于今山西、内蒙古、河北、陕西部分地区）上党郡（今山西长治市北）回高平祭祖。

王斌自弟王赈自上党郡（治由长子县迁长治市北）回高平老家后，改作贸迁（贩运买卖，相当于今天的长途运输）生意。

五月 王熙弟王照（字叔岗）出生。

十月朔日 膝下无子的王熙大伯父王斌，立王熙为嗣子。

十二月 王熙家因地震倒塌的房屋重修竣工。大伯父王斌资助王熙大哥王烝另立门户迁至五里外的凤山桥。

建安七子之一王粲（字仲宣）投奔荆州刘表。王粲（177~217），字仲宣，山阳高平（今山东邹县西南）人。年少时有高才，为蔡邕所器重。汉末大乱，到荆州依附刘表。建安十三年，曹操南征，王粲与傅巽主张刘表之子刘琮降曹。曹操得荆州后，任他为丞相掾，封关内侯。在建安七子中，他的成就最高，代表作有《七哀诗》《登楼赋》等。王粲乃王熙族叔，是熙进襄阳的引荐人。

204年（甲申）　汉献帝建安九年　　　　　　　　4岁

二月　王粲于荆州与众文友登麦城（故城址在今湖北当阳县城东南20公里的沮河西岸）城头作《登楼赋》，轰动文坛，影响非凡。

三月　王熙二哥王煦因地震后擒贼斗匪有功，被高平县奖励，入县衙做雇习（临时工之意）捕快。

四月　王熙大伯父王斌给王熙办4岁生日（二十八日）。遍请族众、乡党，宣布不日将带王熙返山西上党。

王粲为刘表作《为刘荆州谏袁谭书》。

五月丁酉日　王熙随嗣父王斌启程离开家乡山阳高平，赴山西上党郡。

六月朔日　王熙及嗣父王斌到达兖州治所昌邑县。王斌要在兖州办事，将王熙托付给昌邑好友贸迁大户吴金照看。

九月　王熙随嗣父王斌到达安邑（县名，时属司隶州河东郡。故城址在今山西夏县西北），入住的车马店遭山匪袭击，王斌携带的盘缠被洗劫一空。王斌大病，卧床不起。

205年（乙酉）　汉献帝建安十年　　　　　　　　5岁

二月　王熙嗣父王斌大病初愈。经安邑朋友资助盘费带王熙回上党。

曹操于邺城建都。将邺城治所由今河北磁县南迁至今河北临漳县（故城址在今临漳县城西南约15公里的邺镇。相传邺镇始建于春秋齐桓公时的公元前685~前643年）。邺都内，北部为宫苑，南部为居民区。

五月　王熙与嗣父途经壶口关金壶岭（地属并州上党郡

壶关县，故址在今山西长治市东南壶口山），被黄巾军残部匪徒掳掠上山寨。

六月 上党地区暴雨成灾，山洪暴发，壶口山中多处桥毁路崩。囚禁王斌与王熙父子的岩洞发生泥石崩塌，父子俩死里逃生。

八月 金壶岭匪首向王斌索要白银三万两。

十月 曹操于邺城南郊开筑铜雀台（故台址在今河北临漳县城西南三台村）。

206 年（丙戌） 汉献帝建安十一年　　　　6 岁

正月 王熙嗣父王斌卖掉上党一栋店铺筹银一万两，到金壶岭赎回王熙。

三月 王斌送王熙入上党真阳观学堂读书。

六月 上党真阳观道长吴阳子收王熙为徒。

七月 曹操开凿平虏渠及泉州渠。东汉末著名女诗人蔡琰《悲愤诗》约作于此时期。

十二月朔日 吴阳子携王熙前往泫氏县丹朱岭长平观。

207 年（丁亥） 汉献帝建安十二年　　　　7 岁

正月 王熙师傅吴阳子，在丹朱岭长平观染风寒久治不愈卧床不起。

二月 上党郡遭龙卷风袭击。长子、壶关等三县受灾严重。王熙嗣父王斌贩运药材，船只在黄河中沉没，王斌与船夫死里逃生。

五月端午 吴阳子将王熙托付给师兄吴凡子。吴凡子

（时年90岁）收王熙为关门弟子。

五月晦日 吴阳子于泫氏县丹朱岭长平观羽化升天，享年87岁。

208年（戊子） 汉献帝建安十三年　　　　　8岁

二月 小王熙从香炉中抢竹简，双手被烫伤。

三月 荆州牧刘表病逝，时年66岁。其属下蔡瑁、张允拥立刘表小儿子刘琮任荆州牧。

七月 吴凡子带王熙到羊头山神农庙讲经。王熙给众道士背《难经》，深得众道士赞许。

是年 华佗当在赤壁大战前后，被曹操所杀。

209年（己丑） 汉献帝建安十四年　　　　　9岁

正月 王熙嗣父王斌，自上党来泫氏县贸迁（贩运）药材、粮食，专程到丹朱岭长平观看望王熙。

九月朔日 王熙父子回上党。

210年（庚寅） 汉献帝建安十五年　　　　　10岁

二月己巳日 并州、兖州、豫州、雍州、扬州等地发生日食。

王熙重返上党真阳观学堂读书。

四月 王熙嗣父王斌自安平国（今河北冀州市冀州镇）贸迁回上党，带回一袋《汤液经法》残破竹简。

史载《汤液经法》为汉光武帝刘秀令太医院方士在原三十二卷《汤液经》基础上补充了九十余条，并细分出

《本草经》《胎胪药录》《平脉辨证》等四种医籍。

211年（辛卯）　汉献帝建安十六年　　　11岁

　　二月　王熙表哥卫汛自涉城（今河北涉县）大泽观回河东老家，途经上党看望王熙。

　　三月　卫汛带走《汤液经法》部分残简，返回涉城送给其师张仲景著《广汤液经》作参考。

　　五月　卫汛及师弟郗胜自涉城返回上党王熙家。

　　六月　卫汛带王熙回河东老家。

　　八月　王熙随郗胜抵达蒲阪县。在蒲阪津（史载：蒲阪津乃黄河古渡口，因在蒲阪县而得名。蒲阪县属司隶州河东郡。渡口在县西北，是陕西、山西间黄河上的重要渡口。故址在今山西永济县西蒲州。）过渡时，突起旋风将载人羊皮筏掀翻。一皮筏人货皆翻入黄河，多名乘客毙命。郗胜被淹死。王熙被卷入蒲阪津下游30里，后被桑棺寨隐士桑翁所救。

212年（壬辰）　汉献帝建安十七年　　　12岁

　　正月　王熙在桑棺寨桑翁处五月有余。

　　桑翁乃西汉政治家大司农、御史大夫桑弘羊十一世嫡孙。洛阳（今河南洛阳东）人。幼年入经学馆，偏好岐黄之术。后为北海相杜密医官。与张仲景等私交甚好。汉灵帝刘宏建宁二年（169），杜密因"党锢之祸事"自杀后，桑翁隐居桑棺寨50余年，年近百岁，仍鹤发童颜。

　　二月　桑翁给卫汛修书，讲明王熙在桑棺寨安然无恙。已收王熙为徒，授其生平岐黄之术。

三月 桑翁将其收藏的《桐君采药录》《灵枢》《中藏经》《辨伤寒》《难经》《汤液经》《金匮真言论》等岐黄典籍向王熙公开，每天向王熙讲其奥理。

五月 曹植回邺城登铜雀台，写成脍炙人口的《登台赋》。

六月癸未日 曹操在邺城铜雀台接见并宴请从匈奴回归的著名诗人才女蔡文姬。

十一月 卫汛托人给桑翁送来蔡侯纸。

213年（癸巳） 汉献帝建安十八年	13岁

正月丙申日 曹操并十四州为九州。恢复《禹贡》旧称。并准备移淮南民于淮北。江淮间十余万人渡江而北，江西遂虚。

二月 河东郡罕见暴雪。桑棺寨等山区寒冰厚达半尺余。寨中每天烧柴取暖日夜不熄，不慎引发火灾。大火蔓延，将房屋烧毁大半。王熙及桑翁的卧室等均烧毁。

五月丙申日 汉献帝派御史大夫郗虑持皇帝符节到邺城册封曹操为魏公，并加赐九锡。赐封以冀州（今河北冀州市）十郡为魏之封国。

汉献帝封策书历数了曹操除豪强的十大功劳。其中有"袁术伪称帝号，横行于淮南。公施宏谋大略，蕲阳一战，桥蕤（袁术部下大将。建安二年，即197年，曹操征战袁术，桥蕤奉袁术之命任先锋，在蕲阳，即今湖北蕲春境内，故址位于今浠水县绿扬乡抵御曹军，被曹操大将夏侯淳一枪刺死）被斩首，公声威南驰。袁术丧命，其众崩溃"之赞语。

曹操于邺城建金凤台。亦称金虎台。金凤台距铜雀台30丈（100米），有殿阁135间。

六月　王熙嗣父王斌从上党郡找到桑棺寨与王熙见面。

九月　卫汛陪师傅张仲景自涉城（今河北涉县）回河东郡（今山西夏县）河北县（今山西芮城西），专程绕道桑棺寨看望师长桑翁。

王熙第一次见到仰慕已久的圣医之师张仲景。

214年（甲午）　汉献帝建安十九年　　14岁

四月　九州大旱，河堰干，水井枯，禾苗作柴烧。至五月望日（十五）方有部分地区下雨。

桑翁给王熙讲药之道、药之理、药之奥、药之窍、药之妙、药之情五性。

曹操于邺城建冰井台。冰井台亦称冰台。距铜雀台、金凤台各30丈（100米）。三台之间有浮桥式阁道相通，将三台连为一体。台高9丈（约26米），上有殿阁百余间。台内筑三大冰室，每冰室有深约20丈（约50米）的井数口。用以储存冰块、粮食、煤炭、食盐等生活物资，以备不测。

六月　桑翁将珍藏于石窟的陈年桑椹膏交给王熙收藏。

八月　桑翁无疾而终。享年百余岁。临终时，嘱托王熙等将其遗体用堆积如山的桑枝、桑叶焚烧。灰烬再用于植桑。

十一月　王熙父亲王赈病故。享年49岁。

十二月　东汉末大才子王粲回山阳高平老家。

215年（乙未）　汉献帝建安二十年　　15岁

正月　王熙嗣父王斌回上党。

二月　王熙嗣父王斌病故于至兖州途中的樊县（在今兖

州市西南）客栈。时年53岁。

王熙与长兄王烝赶赴樊县安葬嗣父。

三月 王熙兄弟返回高平途中，巧遇自兖州归来的族叔王粲。

四月 王熙辞别母亲及兄长随族叔王粲到荆州（今湖北襄阳市）。

五月 王熙跟随王粲至堵阳（今河南省方城县）。因天气酷热，王粲生病于客栈。

六月 王粲、王熙抵达荆州（今湖北襄阳市），刘琮（刘表之子）为王粲等接风洗尘。

十一月 王熙于宛县遇表哥卫汛。后随卫汛到涅阳（今河南南阳市邓县）穰东镇张仲景家拜见张仲景。

王粲于宛县写成《羽猎赋》。

十二月 王熙随王粲返襄阳。

216年（丙申） 汉献帝建安二十一年　　16岁

正月 王粲、王熙叔侄迁出刘琮的樊城馆驿，住进襄城槐柳斋，亦称槐柳馆。槐柳斋乃刘琮专门给王粲修筑的馆舍。

二月 王熙入岘山（位于襄阳市城南）访名医贤达。

二月甲子日 襄阳城霹雳声中暴雪纷飞三日不止。巨雷炸劈襄阳城北门楼上飞檐一角。

四月 卫汛带王熙拜访隐居襄阳鹿神峰的名医楼公。楼公祖籍齐历下邑（今山东济南市历城区），乃西汉末王莽新朝时期名医楼护的嫡系裔孙。东汉末其先祖辞去封爵后，三代人隐居襄阳。

五月朔日 冀州、兖州、并州、扬州、荆州、豫州、益州等地发生日全食。

六月 襄城河畔，挂出"王熙医馆"招牌。此王熙乃当地一方医，医术浅陋，尚无医德。

七月 为避世人误会，王粲为王熙取表字"叔和"，自此，王熙以"叔和"字行世。

八月 经王粲、卫汛鼓励，王叔和于襄城槐柳斋开医馆，取名"叔和医寓"以示与王熙医馆有别。

九月 卫汛传"小儿惊风方""小儿溲数遗尿方""小儿蛤蟆瘟方"（亦称痄腮）于王叔和。

楼公经卫汛、王粲相劝，下山以"卢公"化名在叔和医寓坐诊。王粲邀荆襄九郡名士到槐柳斋给叔和医寓捧场。

十月 曹操召王粲至邺城。封关内侯。

是年冬 王粲随曹操大军至居巢月余。后因痼疾复发，曹操派人送王粲返邺城。

217年（丁酉） 汉献帝建安二十二年　　　17岁

正月初一 襄阳惊雷滚滚，大雪纷飞。王粲槐柳斋古槐树被炸雷劈断。

正月二十四日 建安七子之一，关内侯王粲（177～217）病亡于邺城。

六七八月 大瘟疫流行，冀州、豫州、并州、雍州等地尸横遍野，十室九空。荆襄九郡亦如此。唯襄城、樊城民众有卢公、卫汛、王叔和以艾叶烧烟煎汤，以芳香之药熏洗，感染者甚少。

九月 张仲景托人到襄阳寻卫汛。王叔和随卫汛赶赴南阳张仲景家。

十月 荆州牧刘表之子刘琮被曹操遣往青州。刘琮与母亲及全家月初起程。经邓州、南阳，后死于洛阳途中。

十一月 长安（今陕西西安市）东北方慧星横空，三夜不熄。

是年 曹操再颁"求贤令"。名曰《举贤勿拘品行令》，亦作《求贤第三令》。

218年（戊戌）　汉献帝建安二十三年　　　18岁

三月 张仲景病中与卫汛、王叔和讲《伤寒卒病论》由《素问》《九卷》《八十一难经》《阴阳大论》《胎胪药录》等前辈遗存经方而成。叮嘱从医者传承为要，化裁为纲，临证为常。

七月 王叔和自南阳返襄阳。

219年（己亥）　汉献帝建安二十四年　　　19岁

五月 穰县（今河南邓州市），宛城等地大旱。

张仲景与卫汛、叔和议伤寒书。伤寒源自《黄帝八十一难经》之五十八难："伤寒有五，有中风，有伤寒、有湿温、有热病、有瘟病。"

九月 张仲景《伤寒卒病论》书稿草成。张仲景嘱卫汛、叔和再勘误补订方可刊行。

十月 张仲景病床上重校伤寒书，改《伤寒卒病论》为《伤寒杂病论》。

十一月 张仲景（约150~219）病逝于南阳郡涅阳县杏襄歧蔓庄（今南阳市镇平县与邓州市穰东镇毗邻处）家中。

临终前嘱卫汛、叔和不要放弃对"伤寒"的深研细究。《伤寒杂病论》书稿亲托卫汛之手。

宛城等地自十一月起至十二月连降暴雪，积雪盈地数尺，冰冻如铁。

| 220年（庚子） | 汉献帝建安二十五年
魏文帝曹丕黄初元年 | 20岁 |

三月乙酉日 张仲景安葬日。墓地位于今南阳市城东温凉河畔南侧。张仲景病逝期间，因宛城大雪天寒地冻三个多月，无法安葬。卫汛、王叔和、唐苗、张灿等弟子在张家搭灵棚守灵三个月至大地开冻后方下葬。

九月 道长楼昇病故于叔和医寓，时年84岁。

十月乙卯日 汉献帝告祠高庙。派御史大夫张音持节符、玉玺、诏册等给曹丕，诏书曰：禅让帝位于魏王。

十月辛未日 曹丕于邺都升坛（受禅台故址在今河南临颍县城西繁城镇）接受汉献帝玺绶，即皇帝位。称魏文帝。改年号为黄初，大赦天下。

王叔和遵楼昇道长遗嘱，送楼道长遗骨至岘山紫云谷碧霞观（故址在今襄阳市西南）埋葬。

是年 曹丕改相国为司徒，御史大夫为司空。恢复中书监令之制度。

| 221年（辛丑） | 魏文帝黄初二年
蜀汉昭烈帝刘备章武元年 | 21岁 |

正月 文帝曹丕诏告天下（亦称《黄初令》）：凡郡、国人口满10万者，每年岁察孝廉一人。有特别优秀的人材

（才）不受此名额限制。

二月　卫汛病愈，在新野客栈设医寓以谋生计。

三月　魏恢复五铢钱。

六月　魏文帝曹丕制定各种祭祀礼制规格。开始祭祀五岳、四渎（指长江、黄河、淮河、济水等四条独流入海的水系）。

六月戊辰日　王叔和至安昌县寻访《伤寒杂病论》书稿。

222年（壬寅）	魏文帝黄初三年 蜀汉昭烈帝章武二年 吴大帝孙权黄武元年	22岁

正月丙寅朔日　许昌、洛阳日食。

正月庚午日　魏文帝曹丕巡视五都之一许昌。

二月　王叔和、卫汛将叔和医寓迁至山都县（故址在今襄阳市襄阳区西北）杏林原，名杏林堂。

十二月　蜀有户20万，男女90万口。

223年（癸卯）	魏文帝黄初四年 蜀汉昭烈帝章武三年 蜀后主刘禅建兴元年 吴大帝黄武二年	23岁

正月　王叔和于襄阳中卢县南城（今襄阳市襄阳区张湾镇）的"杏林药庄"开业。庞德公、黄承彦、习诏等名流到药庄祝贺。

三月　王叔和于宛城子母山见到收藏张仲景药方竹简。

此简为张仲景早年所记方剂，名曰《金匮神方》残简。

宛城暴雨数日不止，洪水泛滥。

四月朔日　王叔和收田畴为徒。

五月十七日　京都瘟疫流行，死人无数。

五月辛亥日　魏文帝曹丕诏告各地州、郡，荐良医高匠到京都除瘟降疫以救民。

五月　和洽举荐王叔和，曹真举荐卫汛到京都除瘟。

六月　孙权遣将军贺齐率糜芳、刘邵等袭击蕲春，活捉叛将晋宗。

王叔和携大批艾草、香药与卫汛赶赴京都洛阳。曹真派监军护送。

大雨半月余。伊水（今汉水）、洛水泛滥成灾，淹死百姓、冲毁房屋不计其数。

王叔和、卫汛等因大雨毁路，被困至洛阳的途中新城县（今河南伊川县）。

七月　卫汛、王叔和至京都洛阳给魏文帝曹丕献上"管井、管厕，限水、限食，堵出、堵入，驱蚊、驱蝇，熏室、熏身"等除瘟降疫之策。

八月　京都洛阳大疫平定。王叔和、卫汛欲返山都。

九月　王叔和自洛阳返襄阳，中途滞留新城寻找张仲景《伤寒杂病论》书稿。

十月　王叔和与新城军营军士张苗携张仲景《伤寒杂病论》残稿返襄阳山都。

十二月　王叔和收张苗为徒。嘱其负责张仲景《伤寒杂病论》遗稿及其他医籍的搜集。

| 224年（甲辰） | 魏文帝黄初五年
蜀后主建兴二年
吴大帝黄武三年 | 24岁 |

正月 王叔和将山都杏林堂与中卢南城杏林药店合并。卫汛等劝仍分别设为宜。

二月 吴大帝孙权于武昌三江口（今湖北鄂州市城区西）操练水军，挑衅江北魏军。江北蕲春郡代太守田章遣使急报洛阳。

五月 王叔和胞弟王照（表字叔岗）与母亲卫氏自山阳高平至襄阳。

八月 卫汛《小儿颅囟方》书稿已成。

十一月 襄阳名流黄承彦来王叔和杏林药店为其作伐。

十二月 魏文帝曹丕诏告天下，严惩巫史乱祭，凡有信奉鬼神，不按经典记载祭祀的皆以信奉旁门左道论处。

| 225年（乙巳） | 魏文帝黄初六年
蜀后主建兴三年
吴大帝黄武四年 | 25岁 |

正月望日 襄阳巨雷滚滚，大雪厚达到尺余。

二月 卫汛《妇人胎藏经》稿初成。

王叔和弟弟王叔岗自山阳高平返回襄阳。捎来卫汛家书。

三月 魏文帝曹丕巡视召陵。观看讨虏渠的凿通庆典后，乘龙舟通行讨虏渠。

三月乙巳日 卫汛回山西老家。临行前将祖传"无价散"，亦称"四牙散"（人牙、猪牙、猫牙、犬牙）治疗小儿风热喘马脾风神方传给王叔和。

六月 王叔和与张苗返回襄阳。

襄阳侯习昭患历节（即今天的痛风证）疼痛难忍，召王叔和到府医治。

十二月 黄承彦为王叔和择良辰吉日以丙午年正月十五完婚。

226年（丙午）	魏文帝黄初七年 蜀后主建兴四年 吴大帝黄武五年	26岁

正月朔日 魏文帝曹丕回许昌途中，闻报许昌城南门无故崩塌损坏。半途返还洛阳。

正月望日 王叔和与庞姝喜结良缘。黄承彦等襄阳名士贤达登门祝贺。

四月 王叔和与弟子张苗进岘山深林采药，遭暴雨袭击冲垮深涧石桥，被困山中数日。

五月下旬 洛阳暴雨三天，城内渍水三尺。

六月 王叔和夫人庞姝误食张苗从岘山猎户杜甚处带回的熏獐肉干引起胎动流产。

十月 王叔和母亲王卫氏病逝于山都。

曹真、和洽向魏明帝曹叡进言，太医院要充实才俊力量，并举荐王叔和。

227年（丁未）	魏明帝曹叡太和元年 蜀后主建兴五年 吴大帝黄武六年	27岁

正月辛未日 魏明帝曹叡改年号为太和。

王叔和对弟子张苗、田畴整理出的残缺医籍和《伤寒杂病论》残稿进行系统比对，决定重新编纂《伤寒杂病论》。

| 228年（戊申） | 魏明帝太和二年
蜀后主建兴六年
吴大帝黄武七年 | 28岁 |

正月　王叔和收到大将军曹真派快马送来的书信，信中要他到京都，已向皇帝举荐他到太医院。

三月　魏明帝曹叡任大将军曹真为大都督，统领西北一切军务。曹真赴任前，向曹叡再荐王叔和。

四月　魏明帝曹叡返还洛阳，下诏令王叔和进京。

五月　诸葛亮再出祁山。魏天水关参军姜维降蜀。

冀州大旱。京都洛阳及邺都河塘干涸。王叔和收到进京诏书，遂安排襄阳一应事务。弟子田畴不愿进京，守襄阳杏林药堂。弟弟王照夫妇不愿在襄阳城内生活愿到岘山耕地种禾。

七月　庞德公、黄彦直、习诏等襄阳名流设宴为王叔和进京都送行。

八月　司马懿赴江陵途中派快马给王叔和送来荐书及给弟弟司马孚家书，为王叔和进京做好安排。

王叔和与夫人庞姝，弟子张苗等自襄阳启程赴京都洛阳。

九月　王叔和于宛城途中，到张仲景墓祭祀三日。并盟誓重修《伤寒杂病论》以谢师恩，以慰师魂。

十月　王叔和在雉县（今河南南召县城东南）驿站巧遇曹真军师和洽举荐的雉县名医樊阳。

魏明帝曹叡诏告天下，凡公，卿及侍从（三品以上）官员每人需推荐良将或良医1人。

十二月　王叔和、樊阳抵达京都洛阳。

| 229年（己酉） | 魏明帝太和三年
蜀后主建兴七年
吴大帝黄武八年　黄龙初年 | 29岁 |

正月　经尚书令司马孚引荐，王叔和入太医院方丞部任医工，负责古医籍的搜集整理。樊阳入太医院药工部任药工，负责药材药剂的炮炙制作。

二月　魏明帝曹叡之子繁阳王（时年4岁）曹穆吐泻不止。太医院医工束手无策，太医院丞急召王叔和诊治。王叔和深夜进宫，诊断为"脾虚肺滞引起的积食症"，改太医院医工的化食消积方为补脾益肺方而治愈。

三月　王叔和经尚书令司马孚引荐到侍中府拜见卫觊。

卫觊，字伯儒，河东安邑（今山西夏县西北）人。曹操重要谋士之一，曾任侍中。晋武帝时期大司空卫瓘之父亲，卫汎的叔伯父。

四月丙申日　王叔和在太医院方丞部翻查出《扁鹊诊脉察声色篇》竹简。

六月癸卯日　繁阳王曹穆，于酉时（下午五时至七时）死于洛阳宫天牡苑。

七月　太医院传言四起。一说曹穆七窍流血死于王叔和补养之汤剂。一说死于绞肠痧，乃王叔和方剂所致。一说死于暴食症。

七月望日　魏明帝曹叡于乾阳殿召见王叔和，晋升王叔和为太医院太医。

王叔和方知繁阳王曹穆因遭毒蛇咬伤而致死。

八月　王叔和按照司马懿信中要求他"人微言轻，只做不说，多做少说，若有上上之言，可通过吾弟向皇上转呈"

的做法，写了一份，《祛疾疫防范为先》的奏疏交由尚书令司马孚奏报给曹叡。

八月晦日 魏明帝曹叡准司马孚所奏，着司马孚督办。

九月 魏尚书令司马孚着令太医院太医王叔和统负《祛疾疫以防为主》的一切事宜。

| 230年（庚戌） | 魏明帝太和四年
蜀后主建兴八年
吴大帝黄龙二年 | 30岁 |

正月 王叔和令太医院药丞部樊阳选杀毒防疫药材以供各地备筹。

上党卫讯家人至京城送噩耗，卫讯在赴京都洛阳，过黄河蒲阪津渡口时，遇龙卷风皮筏翻沉溺水而亡。

二月 樊阳按王叔和所定的标准，选出野艾蒿、姜、蒜、酸浆草、白花蛇舌草、野菊、马鞭草、马齿苋、水蓼、马兰、车桑子、茵陈蒿、半边莲、鱼腥草［时名折（亦称侧）耳根、蕺菜］、扁草（今名牛筋草）、鸡血藤（今名牛大力藤）、瓦松、瓦韦、黄花母（今名千里光）等20种草药为《祛疾疫以防为主》常备之药。

三月 王叔和将野艾蒿等20种祛疾疫常用之药写成奏章要求"广布天下，积采备用，以防疾疫不期而至"，交尚书令司马孚。

三月 魏明帝曹叡准司马孚所奏，诏告各郡、县督促百姓广而备之以用。

四月 魏明帝曹叡鼻出血，太医院太医屡治不止。司马孚、卫凯等进宫问候，异口同声举荐王叔和入宫诊视。

王叔和首次入宫给曹叡视诊。断定为风热之邪侵袭肺经，损伤阳络，使血溢于络外，为风热血衄之证。用《内经》"疏风散热散"主之。一帖治血，二帖轻身，三帖体健如常。

六月晦日 司马懿回洛阳抚军将军府。王叔和到司马懿府中拜访。

八月辛巳日 魏明帝曹叡首次东巡，召王叔和随驾。

九月 魏之豫州、并州、荆州、雍州暴雨成灾。伊水、洛水、渭水、汉水泛滥，灾民流离失所。

王叔和给曹叡献策，灾后防疫切不可轻视。

魏明帝曹叡遣快马诏告灾区各州郡府、县严防疾疫发生。

十月乙卯日 魏明帝曹叡离许昌返洛阳

十月癸未日 魏明帝曹叡宣诏，王叔和晋太医丞。太医院人人加俸薪一级。

十一月庚子日 驸马都尉夏侯楙（曹操女婿）病重，魏文帝曹丕到驸马都尉府探视，着太医院院丞以上太医到府会诊。令王叔和主诊。

十二月辛未日 魏明帝曹叡改葬文昭皇后（生母甄氏）于朝阳陵。

231年（辛亥）	魏明帝太和五年 蜀后主建兴九年 吴大帝黄龙三年	31岁

正月 魏明帝曹叡于洛阳御禾滩举行亲耕仪式，以教民勤耕。

魏大司马曹真病重。魏明帝曹叡着令王叔和诊治。

二月　诸葛亮四伐中原，兵围祁山。

曹叡进曹真府探视曹真。曹真垂危之际给皇帝留荐才遗言："太医令，王叔和可堪。"

三月初八　王叔和通过司马孚调樊阳至太医院方丞部。

六月癸巳日　魏明帝曹叡到洛阳东山天坛祭天祈雨。王叔和随驾祈雨。回洛阳宫途中，遇一车夫倒毙路旁，王叔和以大气升陷汤救治其还阳。

八月辛亥日　魏明帝曹叡到洛阳白马寺还祈雨所遂之愿。白马寺释僧请求天子请出太医院太医为庶民百姓诊病。魏明帝曹叡当即准奏，着令随驾太医丞王叔和完成。

九月　王叔和奉旨率太医院众医工、太医到洛阳铜驼街及白马寺前为洛阳百姓义诊。一应药资由太医院承负。

十月　魏明帝曹叡爱妃胡妃产难（即今之难产）。王叔和奉诏进宫助产，遂用艾蒿绒加辣蓼蒿粉烟熏催产，使胡贵妃顺利产下一皇子。

卫尉辛毗患耳疾，王叔和到卫尉府给辛毗医治。遇辛毗女辛宛英，二人一见如故，兴趣相投。

十一月　王叔和为辛毗复诊。辛宛英钟情王叔和，给王叔和写札（信）以示敬慕之情。

十一月戊戌晦日　洛阳城日全食。

232年（壬子）	魏明帝太和六年 蜀后主建兴十年 吴大帝嘉禾元年	32岁

正月晦日　给事中马钧患病于赴洛阳途中的缑氏县（今河南偃师市中部缑氏镇）驿站。魏明帝曹叡令王叔和赶往缑

氏驿站给马钧医治。

二月望日 王叔和带着康复如初的马钧回洛阳交旨。

二月癸酉日 魏明帝曹叡爱女曹淑病亡，时年8岁。曹叡痛哭。追谥平原懿公主，立庙洛阳，葬于南陵，取甄后从孙曹黄与之合葬，封曹黄为列侯。王叔和曾为曹淑看过病。断论曹淑为先天遗传恶疾，活不过十年。

三月癸酉日 魏明帝曹叡东巡，召王叔和随驾。

四月壬寅日 魏明帝曹叡抵达许昌。

五月 魏明帝曹叡新皇子曹殷病亡。

七月望日 魏明帝曹叡召王叔和，问皇族子女为何皆早夭短命？太医院医工、太医、医丞为何不施良术？

王叔和斗胆指出曹叡早夭子女皆患有遗传恶疾。太医院医工、太医、医丞，包括他王叔和当无回天之力。

八月甲辰日 魏明帝曹叡晋王叔和为太医院太医令。

十月丁卯日 魏明帝曹叡咳喘不止，脸浮肿，坦言一晚不能入睡。王叔和与太医给事中刘腾同进宫给曹叡断诊。刘腾当以安神进补方献呈。王叔和思虑再三，斗胆拟用桑翁所传海上神方"蚌粉胡麻汤"。

魏明帝曹叡服二帖，痊愈。赏王叔和玉璧。嘱后宫黄门，王叔和入宫夜昼当宣。

十二月 王叔和拟疏，太医院要整理编纂散传医简医籍，以成医史正书刊行。仍托尚书令司马孚呈曹叡。

曹叡于朝堂之上当百官之面质问司马孚，缘何越俎代庖，屡屡伸手太医院事。司马孚不敢隐瞒，和盘讲出事实真相。

魏明帝曹叡当即宣诏，太医院事今后唯王叔和所奏可准。

| 233年（癸丑） | 魏明帝太和七年　青龙元年
蜀后主建兴十一年
吴大帝嘉禾二年 | 33岁 |

正月　王叔和上疏，扩充太医院太医队伍，加强太医院及军营医工、太医的培训。组建专班对太医院古医简、医籍进行系统分类整理。魏明帝曹叡准王叔和所奏。

三月　王叔和奏请曹叡，晋太医院医工樊阳为太医丞，全面负责太医院古医简、医籍的清整事务。

四月丙辰日　魏明帝曹叡至洛阳东效巡视农耕。王叔和随驾。途中遇一农耕老妇病危，王叔和以针灸施救，老妇起死回生。魏文帝曹丕嘱随行粮吏赐老妇麦粟五斗。

五月　王叔和派人到襄阳接兄弟王照（叔岗）夫妇和弟子田畴到洛阳。

六月己巳日　魏明帝曹叡昏沉迷睡。召王叔和诊之，王叔和诊为"中暑"，奏之当以金针刺穴。随同司徒董昭不准王叔和施针。曹叡举手制止董司徒，让王叔和用针。王叔和三针扎下，魏明帝曹叡睁眼起坐。

八月　抚军将军司马懿夫人张春华突患"失声"症（即说话声音突然嘶哑），王叔和到司马府诊之为"音喑"，乃肾阴虚火所至。用金针刺穴而愈。

九月　魏卫尉辛毗到太医院请王叔和过府为其女辛宛英治病。

十月　太医院丞樊阳负责的医简、医籍整理全部完成。计有上古医简残卷8906片，医籍残卷1665卷。没有发现完整医籍。

十一月　王叔和上疏魏明帝曹叡要在太医院现有医籍残

简、残卷基础上编纂出一套完整系统医书。

| 234年（甲寅） | 魏明帝青龙二年
蜀后主建兴十二年
吴大帝嘉禾三年 | 34岁 |

正月 王叔和上书魏明帝曹叡，诏告各郡县悬赏搜集古医籍、医简及民间验方、神方。

正月丙辰日 魏明帝曹叡巡视洛阳监狱。王叔和随驾给狱中病囚治疮。

二月 太医院太医丞樊阳称，太医院整理的医籍、医简残破难辨，诸多难以编纂成完整医书。

三月 王叔和上书曹叡，太医院医籍、医简难以成系统医书，建议将张仲景遗存的部分医书稿与太医院残存医籍、医简合并，取长补短，用张仲景原书名《伤寒杂病论》刊行。

魏明帝曹叡准王叔和所奏。

四月 许昌、邺邑瘟疫流行，病死者不计其数。

魏明帝曹叡召令王叔和派太医院医工赶赴许昌、邺邑治疫。王叔和选派太医丞樊阳、田仝分赴许昌、邺邑治疫。洛阳城严格控制外人入城，以防疫病蔓延。

王叔和弟子田畴一家自襄阳来洛阳。带来弟弟王照（字叔岗）家书，其愿在襄阳山都务农，不到京都。

五月 辛宛英对王叔和萌生爱慕之情，给王叔和致书。王叔和回复"只纳故剑，难执金吾"。

六月 王叔和举荐弟子、太医院太医张苗汇整太医院医籍、医简和家中存集的张仲景残稿为一书的督纂。

七月 曹叡御驾亲征，到东南督战伐吴。王叔和随舟驾同行。

　　王叔和夫人庞姝知悉辛宛英向丈夫求爱之事，劝王叔和迎娶辛宛英，为王家生下一男半女。王叔和坚辞不允。

　　八月壬寅日　魏明帝曹叡乘龙舟自淮水而下至肥水。御驾亲征督战伐吴之役。王叔和随驾侍医于明帝左右。庞姝、辛宛英至码头给王叔和东征伴驾送行。

　　甲寅日　魏明帝曹叡离合肥新城至寿春（魏国扬州治地在今安徽寿县）。王叔和于寿春平阳里长山峪拜访华佗外孙邓处中。邓处中赠华佗《论治伤寒》竹简。

　　九月　魏明帝曹叡龙舟淮水而上，到达郸城（今河南郸城市）郸城郡守带病迎驾于栈岸而晕倒。王叔和用大黄双倍止泻而见奇效。曹叡令王叔和在郸城为百姓施诊三日。

　　王叔和随曹叡龙舟进入郸城（今河南郸城市）。魏明帝曹叡到民间访贫问苦。给孤寡老人，孤儿送衣送粮送钱。在郸城钟鸣山，钟鸣观道长送给王叔和解疾毒神方：萝卜生姜汤。

　　王叔和用萝卜生姜汤为郸城百姓治疗流行病"郸秋泻"。曹叡高兴之余写下《善哉行》诗作。

　　十月　王叔和随驾至析平县（今河南西峡县）。考察析平析谷石涧的特产甘菊花。

　　十一月晦日　王叔和在桐柏山淮源龙泉温泉，与魏明帝曹叡同居一室。君臣就治国治病、养生、养性进行了交流。

　　十二月　雉县（今河南南阳南召县东南）县令报告，雉县的名贵药材辛夷花隆冬开花。王叔和伴随魏明帝曹叡到雉县观辛夷花，曹叡赐辛夷花为圣君之药。其间，王叔和还考察了析平的名贵之药琥珀。

　　十二月庚子日　魏明帝曹叡抵许昌。诏令太尉陈群改修死罪条令，减免死罪。

| 235年（乙卯） | 魏明帝青龙三年
蜀后主建兴十三年
吴大帝嘉禾四年 | 35岁 |

正月 王叔和夫人庞姝与辛宛英结为姐妹，情同手足。

经王叔和举荐，弟子田畴进太医院任医工参与樊阳负责的《伤寒杂病论》医书编纂。

二月 王叔和对樊阳整理出的部分《伤寒杂病论》书稿进行审查，认为篇章过杂陈，宜简化，方可接近于原著。

庚寅日 魏明帝曹叡按父亲魏文帝曹丕生前"丧葬简之"为原则，从简安葬郭太后。

王叔和每天带太医院书稿回家编校。王叔和夫人与义姐辛宛英自愿参与《伤寒杂病论》的编校抄誊。

四月 太医院方丞部失火，殃及正在编纂的医籍、医简。医丞樊阳为抢救医籍、医简奋力救火护书，不幸殉职。

五月 魏明帝曹叡追赠樊阳为太医给事中。

七月 魏司空陈群，廷尉高柔，散骑常侍蒋济先后上书，劝谏曹叡停建殿宇，多惜民力。曹叡置之不理。

丙子日 魏明帝曹叡赐给太医院绿豆、莲子等解暑物品，对王叔和为首的太医编修医书予以褒奖。

戊寅日 魏明帝曹叡至许昌，巡视许昌殿建设事宜。王叔和随驾而行。

洛阳崇华殿大火蔓延，二日后方被扑灭。东吴多地降冰雹大如鹅蛋，农房及庄稼损失惨重。

八月庚午日 曹叡立义子任城王曹楷之子曹芳（231~

274）为齐王，曹洵为秦王。

太医院医工、王叔和弟子张苗发现太医院案橱旮旯遗失的汉灵帝医案，乃华佗医伤寒所记。

丁巳日 魏明帝曹叡返还洛阳宫。令修复被火烧毁的崇华殿，改名九龙殿。

九月 王叔和向魏明帝曹叡上书，阐明要加快张仲景《伤寒杂病论》的整理纂修。太医院人手紧缺，应增加人手。

曹叡准王叔和所奏，令监司库拨库银万两，令司秘坊由王叔和挑选缮写官员20名，到太医院检索誊抄医籍方案。

十一月 寿春（今安徽寿县，时为魏扬州治地）白荒一农妇，自称是天神指派来为魏国王室驱邪纳福。

魏明帝曹叡召农妇进宫试其效验，赐封农妇为登女。并在后宫建立馆舍，以备随时召见。王叔和上书，诉说农妇谗巫之嫌，劝谏皇帝万不可轻信，应速速将其逐出后宫，以正视听。

魏明帝曹叡虽对王叔和劝谏置若罔闻，但宽大为怀，没有责罚。

丁酉日 魏明帝曹叡至许昌。王叔和随车驾同行。

十二月 并州、兖州地方官送来自民间搜集的医方、医籍、医简至太医院。王叔和奏请曹叡，对有功者当予以赏赐。魏明帝曹叡准王叔和所奏

236年（丙辰）	魏明帝青龙四年 蜀后主建兴十四年 吴大帝嘉禾五年	36岁

正月 魏齐王曹芳夜夜遗尿，毛皇后懿旨召王叔和进宫诊视。王叔和断曹芳乃先天肾气不足，加虚寒致枢络滋养缓

慢所致，以师傅张仲景金匮肾气丸主治。

吴国铸大钱行市，以一当五百。并诏州县官府，百姓可以铜换钱。

二月 魏齐王曹芳年幼（时年5岁）畏药汤苦寒而不敢吞。故服药时，暗自吐掉而药未进身，以致遗尿仍频频难止。毛皇后再诏王叔和进宫，以服肾气丸无效而斥之。

王叔和改用艾灸灸神阙等穴道而有效。

三月 东吴辅吴大将军，顾命大臣张昭逝世，年81岁。吴国全国举哀。

四月 魏明帝曹叡于洛阳城设置崇文观，诏告天下，征召善于撰写文章的人入观。

太医院以王叔和弟子张苗、田畴为首的医工、太医编纂的张仲景《伤寒杂病论》初稿俱成。

五月 王叔和向曹叡告假，于家中审订张仲景《伤寒杂病论》书稿。

六月 郭皇后因齐王曹芳遗尿症大有好转，特赐绿豆冰膏、莲子冰羹奖赏王叔和。

八月 《伤寒杂病论》编校初审已定，王叔和召集太医院太医、医丞阅览。半数太医、医丞不同意以张仲景之名刊行，要以皇帝名义刊行或者以王叔和名义刊行。太医丞朱港建议用皇帝之名当以《魏青龙明方》为最。青龙，即魏年号，明，语含明帝之方。

倭女王率团来洛阳朝拜魏明帝曹叡。曹叡于新启用的九龙殿（亦称崇华九龙殿）会见女王及倭国大夫难米升、都市牛利一行。

王叔和与陈群、高堂隆、满宠、王肃、王业等大臣会见时在场，回答女王一行的提问。魏明帝曹叡特此介绍太医院编修岐黄之书。

九月 王叔和将太医院众太医、太医丞审议的医书稿，以《青龙岐黄方》之名奏请曹叡定夺。

魏明帝曹叡对书稿成书，甚是褒赞，不同意以《青龙岐黄》之名刊行。赞成以王叔和之名或张仲景之名刊行。

十月 王叔和再审书稿。仍以张仲景《伤寒杂病论》之名刊行。

十一月癸酉日 魏明帝曹叡召博士、给事中马钧等商议为崇华九龙殿锦上添花，徙迁长安钟虡、铜人、承露盘于洛阳宫事。

十二月戊子日 魏明帝曹叡诏告天下，凡公卿以上者不拘何才必举荐德才兼备者一人。凡举有盛德大才者，赏举荐者银千两。

壬辰日 太尉司马懿向曹叡上书，举荐兖州刺吏王昶。司马懿在举荐书中列举了王昶有"松柏之茂，隆寒不衰，能屈以为伸，让以为德，弱以为强，鲜不遂矣，无怨无彼"之大德高才。

王叔和推荐辛宛英到洛阳崇文观为缮诏手。辛宛英邀庞姝同至崇文观。

237年（丁巳）	魏明帝青龙五年　景初元年 蜀后主建兴十五年 吴大帝嘉禾六年	37岁

正月 太医院医丞张苗等对《伤寒杂病论》的书稿，重新勘校完毕交王叔和再勘定。

二月 王叔和对《伤寒杂病论》书稿再行勘校事。

三月 王叔和勘定完《伤寒杂病论》书稿，上疏曹叡可行刊刻事宜。

魏明帝曹叡准王叔和所奏，着令厩库设承刻坊（类似今天的印刷厂）刊刻《伤寒杂病论》。

四月 魏修武县（今河南获嘉县）县令吴仝报告，其地发现张仲景医籍竹简。

五月 王叔和带太医院医工启程至修武县勘验医简。

七月 王叔和着令修武县令吴仝拦堰截围除干竹塘水，再细行勘查《金匮神方》医简。

九月 魏冀州、兖州、徐州、豫州洪水泛滥，灾民四处逃生。王叔和放弃至莘县勘验医籍竹简，到就近灾区给灾民看病除疾。

王叔和于兖州巨野县衙门前设粥棚、药棚济救灾民。

十月 东吴大将军诸葛恪平定山越，降十万人，得甲士四万。

由魏博士、给事中马钧拆迁的长安钟镶（jù，音据。古代架钟的架子）和承露盘等迁至洛阳城。改铸成铜人两个，名曰翁仲，架于洛阳宫司马门外，盘析声闻数十里。另铸造黄龙，金凤凰一对，龙高四丈，凤高三丈余。洛阳城万人空巷，观翁仲者络绎不绝。王叔和夫人邀辛宛英看铜人。

十一月 王叔和赶赴大名莘县查验医籍、医简。

十二月冬至日 魏明帝曹叡率文武百官至洛阳圜丘祭祀皇天后土。

辛宛英与王叔和弟子张苗、田畴，寻遍洛阳城，未见庞姝踪迹。

238年（戊午）	魏明帝景初二年 蜀后主延熙元年 吴大帝嘉禾七年　赤乌元年	38岁

正月　魏明帝曹叡召太尉司马懿于长安，议调四万兵马伐辽东公孙渊。

王叔和弟子张苗，田畴将庞姝百日未归家之事，奏请魏明帝曹叡。曹叡急令快马至大名莘县催王叔和速回京都。

三月　孙权铸大钱，以一当千。

四月　王叔和与辛宛英到司马门外细细访寻庞姝踪迹。

六月　王叔和向魏明帝曹叡告假，到长安霸城寻找夫人。曹叡准奏，并令吏部行文沿途郡县给王叔和寻找夫人提供方便。

九月　王叔和到长安。长安太守张缉通知辖内各州县悬赏寻找太医令夫人。

闰十一月　王叔和赶往咸阳永寿病倒于永寿县驿。

239年（己未）	魏明帝景初三年 蜀后主延熙二年 吴大帝赤乌二年	39岁

正月　曹叡驾崩。曹芳继位，时年8岁。

三月　王叔和自长安（今陕西西安市）寻夫人回洛阳，历时一年。

四月　张仲景遗著《伤寒杂病论》正式刊刻成书。

五月　王叔和将初刻成书的张仲景《伤寒杂病论》校本送魏齐王曹芳及曹爽、司马懿、满宠等重臣阅览。

十一月　王叔和召集太医院医工、太医、医丞对初刻

《伤寒杂病论》与未选其书的医籍、医简进行比对，遗漏者重新勘校。

十二月 魏国恢复建寅之月为正月。

王叔和请求辞去太医令，寻找夫人庞姝。

吴太常卿吕岱以80岁高龄请战挂帅，讨伐廖式叛军。

是年 东吴孙权任张仲景弟子吕广（字博望）为太医令。吕广注解《八十一难经》《玉匮针经》。

240年（庚申）	魏齐王曹芳正始元年 蜀后主延熙三年 吴大帝赤乌三年	40岁

正月 魏齐王曹芳仍夜夜遗尿。郭皇太后诉之曹爽、司马懿。二人商定令王叔和进宫为少帝曹芳治疗遗尿症。嘱其密不可泄。王叔和慎为细究原给曹芳的治疗方法，设计新方煞费苦心。

王叔和对《伤寒杂病论》初刻本进行认真审读，月不出户。

二月 王叔和奏请少帝重刻《伤寒杂病论》，获得批准。

三月 王叔和再上表请辞太医令。曹爽、司马懿等仍不批准。

四月 王叔和上疏，认为初刻之书，不是张仲景之全书，拟改为《伤寒论》，并将后发现的张仲景的《金匮神方》残简、残籍汇成《金匮初略》，二书刊行。少帝准奏。

王叔和以继续寻夫人庞姝为由，再次请辞太医令。

魏齐王曹芳听曹爽、司马懿等柱臣之言仍未批准。

五月 司马懿突发口僻（即口眼歪斜，亦称面瘫），王叔和到司马府以针灸及偏方治愈。

司马懿夫人张丽华引年方四岁孙儿司马炎（即后来代魏称晋的晋武帝）拜谢王叔和。声称无王叔和太医令之妙手当无此孙。

七月 大将军曹爽腹泻又发，服太医葛根芩连汤、白头翁汤无效且加剧。王叔和以乌梅丸改丸作汤而愈。

魏齐王曹芳拿出宫中金银器物150种，计1800余斤，销铸以供军用。

王叔和删去《伤寒杂病论》初刻本中的"王叔和集纂"，改为"卫汛集纂"，后觉不妥，亦将"卫汛集纂"删去。以《伤寒论》和《金匮要略》二书名向曹芳上书，建议刊刻后颁行天下，曹芳准王叔和所奏。

241年（辛酉）	魏齐王正始二年 蜀后主延熙四年 吴大帝赤乌四年	41岁

正月 吴国各地下大雪，平地积雪三尺余厚，鸟兽冻死无数。

王叔和到太傅司马懿家复诊，再次恳求辞去太医令之职，寻夫人庞姝。且长跪不起。

二月 曹芳令太常在辟雍（古代的五种大学之一，西汉至唐朝多设立于京都郊外，宋代末年曾作为太学的预备学校迁入都城内）以太牢的规格祭祀孔子，以颜渊配享。

曹爽、司马懿同意王叔和辞去太医令，并享"受职留俸"之恩遇。"受职留俸"类似于今天的退居二线。

三月 王叔和离开洛阳，顺沿陈郡（今河南淮阳县）、陈留（王国名，县名。封国属兖州，辖县十七个。治所陈留县。县城故址在今河南开封东南）、睢阳（今河南商丘市西南）、思善（今安徽亳州市南）、山桑（今安徽蒙城县）、宋县（今安徽太和县北）继续寻找夫人庞姝。

五月 吴国太子孙登病逝，时年32岁。孙登（209~241），字子高，三国吴郡（今浙江富阳）人。孙权长子，黄初二年封为太子，受大都督陆逊辅佐，有贤名。

六月 王叔和寻夫人庞姝至弋阳郡（今河南潢川县。辖境为今河南潢川、光山、新县、商城部分。安徽金寨。湖北麻城、红安、新洲部分）西阳（今麻城市）地。因暑热晕倒于沙河狮子峰（原属今麻城地，现属安徽金寨县沙河乡）被当地隐士三国名将毛玠之弟毛瑄所救。

八月 吴国大将军陆逊率大军五万攻下西阳重镇赤亭（今麻城市歧亭镇）。西阳部分地域隶属吴国蕲春郡（今湖北蕲春县）。陆逊留军三万驻守于赤亭。

九月 王叔和因思念夫人，引发心力交瘁，以致阴血暗耗，心神失养而虚脱。后经毛瑄精心调养百余日逐渐恢复健康。

十月 经毛瑄苦苦相劝和开导，王叔和放下包袱同意不再寻找夫人，愿留西阳与毛瑄同做隐士。

十一月 魏尚书郎邓艾以五万军兵于淮南北大修芍陂，修建大小陂塘50余处，此外屯田垦荒开沟渠（史称邓艾沟），引水灌溉，大积军粮。

十二月 毛瑄以白杲宫东厢为王叔和居地，王叔和正式寓居西阳（今湖北麻城市）。

| 242年（壬戌） | 魏齐王正始三年
蜀后主延熙五年
吴大帝赤乌五年 | 42岁 |

三月 毛瑄指点王叔和握脉断象之静心养生大法。

五月 王叔和经握脉养生法调剂，体力逐渐康复。在白杲宫后山无意救治被毒蛇咬伤的康王寨寨主韩天。

六月 康王寨寨主韩天携重金谢王叔和救命之恩。

八月 王叔和受毛瑄握脉数象养生启发，蒙生撰写脉学专著。

吴国大将军陆逊在邾（今湖北黄冈市，治所在今团风县境内）建城。

| 243年（癸亥） | 魏齐王正始四年
蜀后主延熙六年
吴大帝赤乌六年 | 43岁 |

正月 魏弋阳郡（今河南潢川县）衙门大火。房屋俱毁，殃及百姓。

魏齐王曹芳举行加冠仪式，朝中大臣皆有赏赐。

王叔和握脉断象成痴，经常不思饮食，不知昼夜。

三月 毛瑄支持王叔和撰写脉学专著。亲自到弋阳郡治高价购回大批笔墨、纸砚等用品。

四月 毛瑄以侄媳着男装试探王叔和诊脉术。王叔和诊脉后断其有孕。

曹芳立甄氏为皇后。大赦天下。

七月 弋阳郡衙门重修，给各地摊派。派西阳送高木（指有一定规格的树）五百株。

十一月 毛瑄、韩天为王叔和筑新居于四望山（约今举水、巴水分水岭）下。

十二月 倭国（今日本国）女王俾弥呼派遣特使难米升、都市牛利来洛阳，给魏齐王曹芳朝贡大批玳瑁、翡翠、珍珠等奇珍异宝。难米升点名要见太医令王叔和。

王叔和为夫人庞姝写《祭姝文》焚烧以示悼念。继而成鄂东地区为亡故者烧纸钱风俗。

是年 魏太傅司马懿以"灭贼之要在于积谷，乃大兴屯守，广开淮阳百尺二渠，又修诸陂于颖之南北，灌万余顷。自是，淮北仓臾（胰）相望，寿阳至京师，农官屯兵连属焉。"为主，加大淮南淮北屯田规模，使魏国每年屯军粮五百万斛。

244年（甲子）	魏齐王正始五年 蜀后主延熙七年 吴大帝赤乌七年	44岁

正月 王叔和与康王寨寨主韩天之妹韩娣结为夫妻。

二月 王叔和在四望山居所前建姝痊亭（注：痊，病愈。如痊愈、痊可。"药验者疾易痊"）坐诊。

三月 西阳第一富绅库盈患奇异怪症，上王叔和姝痊亭求诊。

五月 王叔和试写脉象专论开篇。毛瑄嘱其不可单脉象说脉象，应脉诊合一。

八月 王叔和给脉诊专著取名《脉学》。

九月 西阳富绅库盈怪异遗尿症痊愈，送"伯机再世"（伯机乃张仲景表字）匾至姝痊亭。

十二月 王叔和长子王榲出生。

| 245年（乙丑） | 魏齐王正始六年
蜀后主延熙八年
吴大帝赤乌八年 | 45岁 |

正月 吴国太子孙和与鲁王孙霸有矛盾，宾客大臣分为两极，党争纷起。

王叔和给西阳赤亭（今麻城市歧亭镇）守备出诊，摔断左臂。

五月 西阳富绅库盈侄儿库充正式拜王叔和为师，王叔和给库充讲学岐黄之术"三要""三不要"之理。

九月 黄柏山（在今湖北麻城市与皖、豫交界处，为今河南商城县一风景名胜区）一少妇上门求诊。王叔和诊脉为奔豚（气上冲心）以桂枝汤治愈。

| 246年（丙寅） | 魏齐王正始七年
蜀后主延熙九年
吴大帝赤乌九年 | 46岁 |

正月 弋阳新郡守邓厚遣卒上门用绑架的方式将王叔和强行带走为其子邓隘治疯病。王叔和发现邓隘装疯，遂用羊舔脚心怪招治愈。郡中守备王珽（ting）认出叔和乃太医令。

二月 弋阳郡守邓厚上西阳王叔和医堂探视，令西阳官员为王叔和重修府第。

四月 西阳黄柏山乞丐王康泰上门求王叔和为其治懒。

七月 毛瑄被毒鼠咬伤颈部，王叔和上门以口吸毒救毛瑄。

八月 王叔和写出《脉学》前三章，反复审看，很不满意，一把火烧掉。

| 247年（丁卯） | 魏齐王正始八年
蜀后主延熙十年
吴大帝赤乌十年 | 47岁 |

正月 王叔和位于西阳治所（大概在今麻城市阎河镇古城村）新修宅第落成。毛瑄取名杏邑居。

三月 王叔和在杏邑居设堂诊脉施药。

四月 王叔和次子王杬出生。

七月 郡守邓厚上门为王叔和送俸薪。

十二月 天竺沙门僧人康僧会来吴京都建业（今南京市）传教，孙权为其修筑建初寺。始为佛教传于江南第一寺。

| 248年（戊辰） | 魏齐王正始九年
蜀后主延熙十一年
吴大帝赤乌十一年 | 48岁 |

正月 王叔和《脉学》前三章《脉形状指秘诀》初成。毛瑄建议改名《脉论》。

六月 西阳一贫民因庄稼被虫吃光，饥饿难忍煮虫吃中毒。王叔和施以绿豆汤救治而愈。

七月 西阳黄柏山一男子抗旱打井后发热恶寒，乡邻包裹数床被子送来杏邑，王叔和以青龙汤治愈。

| 249年（己巳） | 魏齐王正始十年　嘉平元年
蜀后主延熙十二年
吴大帝赤乌十二年 | 49岁 |

二月 王叔和在杏邑广种公孙树（即今天的银杏树）。

四月 王叔和带弟子及家人上山采取药材标本于杏邑

堂，展出常用草药教西阳人辨药防疾。

五月初一 毛瑄应蕲春郡（今湖北蕲春县）好友吴芫邀约赴蕲地观龙舟赛。毛瑄携王叔和同行。在蕲地十日，王叔和发现蕲地艾蒿（俗称蕲艾）与其他地方艾蒿大有不同。

250年（庚午）	魏齐王嘉平二年 蜀后主延熙十三年 吴大帝赤乌十三年	50岁

正月 王叔和长子王棜6岁，欲拜毛瑄为师。

二月 弟子库充出师回赤亭开堂。

三月 黄柏山乞丐王康泰按王叔和指点卖树叶（茶叶）返富，特上门致谢。

五月 西阳举水河洪水泛滥，一河两岸民房垮塌，灾民遍地。王叔和施药施粥于灾民。

六月 经毛瑄介绍西阳名士童禅正式收王叔和长子王棜为弟子。

251年（辛未）	魏齐王嘉平三年 蜀后主延熙十四年 吴大帝赤乌十四年　太元元年	51岁

正月 西阳黄柏山乞丐王康泰拜王叔和为师学医。

二月 王叔和改杏邑园为杏邑堂。毛瑄书匾以贺。

三月 王叔和《脉论》完成一至五章。

八月 毛瑄至杏邑堂告知王叔和，太傅司马懿逝世。

十月 王叔和携《脉论》一至五章到洛阳为司马懿奔丧。

十一月 曹芳诏令配享太祖（武帝）曹操祭庙诸功臣

次序重排。已故太傅司马懿位列第一。

十二月 王叔和拜见抚军大将军司马师，呈《脉论》手稿求教。

王叔和到太医院拜访同僚。太医院多名老太医皆以致仕。弟子张苗升任太医给事中（太医令副职），弟子田畴任太医丞。

王叔和回家，大门挂锁，院落荒凉。王叔和打听辛宛英，知辛宛英已进洛阳白马寺剃度向佛。

是年 魏皇甫隆（皇甫谧之胞兄）为敦煌太守。皇甫太守教民用牛耕犁，以水灌溉。使敦煌民众丰衣足食，风清气正，甚为安泰。王叔和入太医院，东观查寻典籍，与张苗、田畴及诸太医探讨脉法。

252年（壬申） 魏齐王嘉平四年
蜀后主延熙十五年
吴大帝太元二年　神凤元年
吴侯孙亮建兴元年　　　　**52岁**

正月 曹芳任命抚军大将军司马师为大将军。

王叔和经张苗引荐到皇甫谧家拜访，方知皇甫谧乃残身之体。被其以身试针之举所感动，遂与皇甫谧结成至交。

司马师召王叔和进大将军府与弟司马昭及儿子司马炎相见。引荐表叔山涛，城阳郡（今山东省高密市）太守梁柳（皇甫谧姑表兄）。

二月 经抚军大将军司马师上奏，曹芳诏王叔和入宫，赐金三百镒并享双份"受职留俸"。

经太尉司马师举荐，曹芳诏令王叔和复太医院太医令职。王叔和婉辞不受。

三月 王叔和婉谢皇帝和太傅司马孚、太尉司马师众兄弟挽留，返弋阳写《脉论》。

弟子张苗送《伤寒论》《金匮要略》。

五月 王叔和回西阳家。西阳街商贾卫丁独子误食桐油（时称梓油）上门求医。王叔和以白水灌肠而愈。

六月 二弟子康泰自蕲地（今湖北蕲春县地界）带回薏苡仁。王叔和嘱留种备种。

七月 王叔和上毛瑁白杲宫写《脉论》。

十一月 西阳大雪数天，冻冰三尺余厚。山中树木皆冻死。

253 年（癸酉）	魏齐王嘉平五年 蜀后主延熙十六年 吴侯建兴二年	53 岁

二月 王叔和三子王枕出生。

四月 王叔和《脉论》六至十章脱稿。

五月 王叔和携弟子康泰赴蕲地考究蕲艾。

八月 王叔和到白杲宫赶写《脉论》。

十月 王叔和《脉论》十至十五章完稿。

254 年（甲戌）	魏齐王嘉平六年 魏高贵乡公曹髦正元元年 蜀后主延熙十七年 吴侯五凤元年	54 岁

正月 西阳龟神观巫医吴亮，以巫术诱奸妇女并治死多人，引发民愤。受害者家人杀吴未遂，反被吴手下弟子重伤

遂上门求王叔和救治。

四月 王叔和以巫医惑众欺民而想到，建岐黄学堂传教医术于民。

乡绅厍盈、商贾卫丁资助于西阳举水河畔建杏苑，后改为文化书苑。

八月 王叔和《脉论》初稿完成。

十二月 魏国新皇帝曹髦正式即位。下诏大赦天下。改年号"嘉平"为"正元"。诏令减皇帝御用车马，衣服和后宫开支，停止尚方、御府所生产的各种奢华及没有实际用途的物品。

赤亭丫头山铃医徐醉之子徐和到"三不堂"毛遂自荐，拜王叔和为师。

255年（乙亥）	魏高贵乡公正元二年 蜀后主延熙十八年 吴侯五凤二年	55岁

三月 王叔和《脉论》初稿交毛瑄审读以作序。

五月 西阳鼠害猖獗，田中禾稻系被毁。白天咬死吃掉一婴儿。

毛瑄邀约王叔和到桐柏山云游。

六月 毛瑄白杲宫秘阁存放的王叔和《脉论》因有芸香，被老鼠咬成碎末。

七月 毛瑄云游回宫，因《脉论》稿被毁，后悔莫及，几次自残被救。

九月 西阳商贾赵升家人做饭吹火，误吸蜈蚣入肚。王叔和治之后，遂发明新式吹火筒于杏苑，向西阳乡民广而推之。

十一月 西阳巫医吴亮扮病人，口含枣核称嘴疼来杏苑寻衅滋事，砸坏杏苑授医堂。众乡民合围吴巫医扭送报官，被王叔和劝退。

| 256年（丙子） | 魏高贵乡公正元三年 甘露元年
蜀后主延熙十九年
吴侯五凤三年 太平元年 | 56岁 |

二月望日 王叔和至白杲宫看望卧病毛瑄。决定重撰《脉论》。并弃原按圣医张仲景《伤寒论》三步诊法（头部诊人迎、手部诊寸口、足部诊趺阳）改独取寸口诊脉法。

三月 王叔和于杏苑坐诊，教弟子给民众把脉。

五月 西阳阴雨连绵半月，瘴疠袭人，士民病倒无数。王叔和用蕲艾避疫除疠解瘴。并派弟子到蕲地（今湖北蕲春、罗田、英山、浠水、广济）广收陈艾送士民防疫。

六月 赤亭丫头山铃医徐醉正式进入王叔和"三不"堂坐堂行医。

十二月 王叔和以诊脉独取寸口为纲，初拟脉象三十法，并重定名《脉诀》。

是年 文学家皇甫谧《针灸甲乙经》约于此前后著成。在自序中，皇甫谧称"近代太医令撰次仲景遗论甚精，指事施用。"始为后世者方知仲景《伤寒论》功在王叔和。

皇甫谧（215~282），幼名静，字士安，自号玄晏先生。安定朝那（今甘肃平凉西北，一说今甘肃灵台）人。后随其叔父移居至河南新安（今河南渑池县附近）。几年后，又迁至京师洛阳钟鼓巷。其曾祖是汉太尉皇甫嵩，但至皇甫谧时，家境已清贫,而他幼时也不好读书,直到二十岁以后,才发愤读书,竟至废寝忘食,终于成为当时著名文人。《晋书·皇甫谧传》说他"有高尚之志,以著述为务",林忆在校《甲乙经》的序言中称他"博综典籍百家之言,沉静寡欲。"当时晋武帝曾征召他入朝为官,他婉言辞绝,在他的《释劝论》中,表达了他对爱好医术的愿望,对古代医家扁鹊、仓公、华佗、张仲景的仰慕之情,深恨自己"生不逢乎若人"。晋武帝爱惜其才华赐给他很多书。由于他身体素弱,加之长年劳累,也卷入当时社会上服食之风,后来竟罹患风痹,右脚偏小,十分痛苦,几至自杀,自此立志学医,终于"习览经方,遂臻其妙"。对此,他不无感慨地说:"若不精通医道,虽有忠孝之心,仁慈之性,君父危困,赤子深地,无以济之,此因圣人所以精思极论,尽其理也。由此言之,焉可忽乎?"古人曾赞云:"考晋时著书之富,无若皇甫谧者。"

257年(丁丑)	魏高贵乡公甘露二年 蜀后主延熙二十年 吴侯太平二年	57岁

正月　王叔和宴请儿子王楒老师,西阳名士童禅。
童禅建议叔和次子王杭(时年十岁)弃儒学医。

三月　王叔和次子王杭正式入杏苑习医。

五月　王叔和于杏苑堂贴告示,劝乡民采艾蒿,杏苑堂以高价收艾。

六月　王叔和次子王杭习医进步很快。能背《伤寒论》《汤液经》。还能按父亲脉诊新诀,写出脉象、脉状。

七月　王叔和弟子康泰返家弋阳古道黄柏山(大约今麻

城与安徽、河南交界处）开药堂。王叔和置药十担作贺礼。

王叔和到妻弟韩天康王寨写《脉诀》。

九月 王叔和带王杬到龙泉观拜会白鹤道长。白鹤道长上龟峰山给王杬讲述大禹镇邪恶，龟纽印绶成龟峰故事。

258年（戊寅）	魏高贵乡公甘露三年 蜀后主景耀元年 吴侯太平三年 吴景帝孙休永安元年	58岁

正月 王叔和妻子韩娣胞兄韩天病危，晦日去世。

四月 王叔和改《脉诀》的三十种脉象为"浮、洪、芤、滑、数、促、弦、紧、沉、伏、革、实、微、涩、细、软、弱、虚、散、缓、迟、结、伐（代）"二十四象。

八月 弋阳五圣寨王莽携带大量山货特产来王叔和杏苑堂求王叔和给他治痛不可言的胀经（胀经：指静脉血管膨胀，今以脉管炎统其名）。王叔和用楼道长秘方艾花汤治之。

十月 王叔和杏苑试讲《脉诀》，脉形状指下秘诀及平脉早晏、三关境界脉候所主、辨尺寸阴阳荣卫度数等。

十二月 毛瑄二兄毛琬之子毛廉自上党（今山西长子县丹朱镇）来西阳。

259年（己卯）	魏高贵乡公甘露四年 蜀后主景耀二年 吴景帝永安二年	59岁

二月 西阳（今湖北麻城）暴雪成灾。山中树木、田地冬苗皆冻死。亦有乡民冻死、饿死。王叔和于杏邑施粥、施

衣于灾民。

三月 寒食节，王叔和率三个儿子为夫人韩娣之兄韩天扫墓。并于墓前立嘱，每年寒食节，三子必来舅父墓祭拜。外甥清明扫舅舅墓后成麻城习俗，流传至今。

四月二十八日 王叔和做六十大寿。毛瑄、库盈、卫丁、童禅及弟子库充、康泰上门贺寿。男做（寿）虚、女做（寿）实，渐成鄂东习俗。

五月 举水河洪水泛滥，灾民流离失所，饿殍无数。王叔和施粥、施药于灾民。并派杏苑弟子教乡民采山中地菜菇度荒。用艾草熏衣熏物以防疾疫。

七月 王叔和到弋阳郡进药材，被知母寨寨丁劫入寨中救治患病孤儿。王叔和以绝食挟劝寨主仇姑将二十余孤儿带至弋阳，并出资为其建养孤苑。

260 年（庚辰）	魏高贵乡公甘露五年 魏元帝曹奂景元元年 蜀后主景耀三年 吴景帝永安三年	60 岁

二月 毛瑄 69 岁生日。禁食一天，以孝母亲分娩之痛楚。王叔和自叹不孝，也禁食以还。

三月 王叔和重修《脉诀》稿成（第一稿名《脉论》）。送毛瑄求作序。毛瑄以前车之鉴，不接书稿不作序。

五月 西阳暴雨数日，举水河泛滥成灾。王叔和杏苑被淹。次子王杭誊抄的《脉诀》及原稿大部分被洪水毁坏。

八月朔日 毛瑄接王叔和至白杲宫小住。

八月望日 毛瑄接叔和全家及库盈、卫丁、童禅老友聚会。叔和受鼓舞，决心再著脉学专著。

九月望日 黄柏山弟子康泰新婚。王叔和一家到康家贺喜。家中蹿入大蛇。杏邑院鸡、鸭皆被蛇吞吃。

261年（辛巳）	魏元帝景元二年 蜀后主景耀四年 吴景帝永安四年	61岁

正月 巫医吴亮病危，大雪深夜派弟子上门求救。叔和与儿子王杬不计前嫌上门施治。

二月朔日 王叔和杏苑坐诊。见一对五旬以上夫妇于杏苑前争吵不休。遂上前解劝，并断言老者活不久长。遭妇人辱骂，怒砸杏苑。

四月晦日 老妇带子女上杏苑给王叔和赔礼。告知老伴上次回家十天后无疾身亡。

五月 龟神观巫医吴亮弃恶从善，辞掉观中一应弟子，将大雪灾过后西阳地与5名无家可归孤儿收养于龟神观。

六月 龙泉观白鹤道长来王叔和杏苑听讲《脉诀》，得知《脉诀》已毁于洪水，鼓励王叔和重修莫弃。

八月 王叔和于毛瑄白杲宫行祭祀大礼。欲重撰脉学专著。毛瑄建议《脉论》《脉诀》之名皆不再用，定名《脉经》。

十月 《脉经》首章脱稿。王叔和让儿子王杬誊三份分处留存。

十二月 吴国安吴县（今安徽泾县泾川镇）百姓陈焦死后埋于地下，六天后复活从土中爬出。到陈焦墓地观看者络绎不绝。

王叔和受厍盈等人鼓励于重建医堂旁建文化苑，收西阳孩童读书。

| 262年（壬午） | 魏元帝景元三年
蜀后主景耀五年
吴景帝永安五年 | 62岁 |

正月 弟子康泰妻子临产。王叔和上门祝贺。嘱康泰用艾煮水为母子二人洗浴，给左邻右舍送红蛋。自此，二事成习俗，鄂东民间沿袭至今。

四月 赤亭（今湖北麻城市歧亭镇）财主戴丰带厚礼谢王叔和。两年前戴丰小妾假孕求证，经叔和灸药调理，三月前已生下一子。

五月 王叔和《脉经》新五章脱稿。王叔和儿子王杭誊抄三份备存。

六月至八月 西阳（今湖北麻城市）大旱数十天。举水河断流。部分河床龟裂。举水各支流干涸。不少蛤蟆干死，牛羊六畜渴死。王叔和于举水河中掘水井三口，以济民众不被渴死。

八月 大旱继续，王叔和所掘水井亦干涸。遂找来百岁老道长，找到七十年前被洪水积游毁埋的老古井亦称橘井（故址在今麻城市阎家河），方使井水不竭，西阳民众获救。

十月 弋阳养孤苑仇姑女扮男装到"三不"堂救助迷路，被悔过自新的龟神观巫医吴亮送至"三不"堂。

十一月 王叔和到龙泉观（大约今天麻城市白果镇老爷山）拜谒白鹤道长，送新收薏苡仁。

十二月 王叔和跟随仇姑到弋阳养孤苑,设考收下十余养孤苑孤儿,进"三不"堂学医。

263年(癸未)	魏元帝景元四年 蜀后主景耀六年(二月改年号为建炎) 吴景帝永安六年	63岁

正月 弟子康泰儿子周岁。王叔和为其取名康福。经康泰再三请求,王叔和给康泰取表字:平安。

二月 蜀后主刘禅诏令在沔阳(今陕西勉县东旧州铺)为丞相诸葛亮建祠庙,但只允官祭,不许民祭。

王叔和弟子万仝、庞夫与巫医吴亮收养的孤儿汪桃、来香结为夫妻。

三月 王叔和长子王楒大婚。儿媳乃王楒塾师童禅之小女童鸾。

三月望日 王叔和坐诊杏苑。长街一乡妇口唇污黑来求诊。叔和诊脉,以"脉浮滑,谓之新病"断其有秽物积胃而治愈。

四月 王叔和三子王柂(时年十岁)喜欢弄竹、究竹无心儒医。王叔和到蕲地(今湖北蕲春、罗田、英山、浠水、武穴等地)为王柂访竹篾名师以教子。

七月 王叔和自蕲地请回一竹匠(亦称蔑匠)高师梅功。并将带回的一车陈年蕲艾分发给西阳乡邻。

十一月 王叔和听从毛瑄建议将扁鹊、张仲景、华佗等前贤论脉之说最重要的发明从传首移至传中,旨在将脉形分辨、持脉指法等最重要的发明压卷。

| 264年（甲申） | 魏元帝景元五年　咸熙元年
吴景帝永安七年
吴归命侯孙皓元兴元年 | 64岁 |

正月　赤亭（今湖北麻城市歧亭镇）守备遣人请王叔和过府为父亲治病。叔和诊脉判断为"食人参中毒"，以萝卜汤治愈。

龙泉观白鹤道长好友之子佟公子嘴含枣核装哑巴，测试王叔和医技，被王叔和识破。

三月　王叔和《脉经》十五卷成。毛瑄阅后建议精成十卷。

四月　王叔和长孙出生，尊易经卦算，三岁后方可取名。外祖父童禅以举水呼乳名举儿。

六月　王叔和率众弟子带西阳百姓上山认识采集忍冬花、韩信草、鱼腥草、半枝莲等药草备用。

王叔和《脉经》十卷稿成。嘱其子王杬誊抄三份备存。

八月　吴侯孙皓继皇帝位。孙皓字元宗，又名彭祖。孙权之孙，孙和之子。时年23岁。

毛瑄居于上党郡（今山西长子县丹朱镇）的胞兄毛琰（与毛琬孪生）病危。信使报信至西阳。毛瑄年高（时年73岁），无力去上党。王叔和欲去上党探视。

九月　王叔和嗣母毛氏托人辗转送来亲笔书札。王叔和方知嗣母于二十年前病故的消息乃讹传。决定到上党看望嗣母和毛瑄兄毛琰。

韩娣绞尽脑汁用夫子河鱼制成鱼干丝，让丈夫王叔和带至上党，以满足嗣母盼吃河鱼之愿。

九月　王叔和带大弟子库充及《脉经》书稿启程到

洛阳。

十月 王叔和师徒到达弋阳郡（今天河南潢川县）。新任郡守乃皇甫谧的表兄梁柳。

| 265年（乙酉） | 魏元帝咸熙二年
晋武帝司马炎泰始元年
吴归命侯元兴二年 甘露元年 | 65岁 |

正月 王叔和师徒到达洛阳。拜会皇甫谧、山涛、向秀等名士及宫中太医旧友新朋，求教他们指点《脉经》。

三月 王叔和、库充师徒离开洛阳去上党。途经洛阳东北邙山，遇隐士韩福和三十年未谋面的师兄阮河南（阮文叔）。方得知二十八年前夫人庞姝曾为韩福所救，住邙山养伤三月余后去并州寻夫。

七月 王叔和、库充到达上党郡治（今山西长子县丹朱镇）嗣母家。毛氏已于三个月前病故。王叔和至墓前用韩娣所创"鱼面"祭拜，毛瑄胞兄毛琰亦去世。

九月望日 王叔和师徒赴泫氏（今山西高平市）寻夫人庞姝。

十月 魏元帝曹奂以王礼安葬晋文王司马昭。司马炎坚持守孝三年大礼不可变。百官劝谏国君不可穿孝服临朝。司马炎坚持上朝戴孝冠，下朝回府仍着孝装。

十一月 王叔和、库充师徒到达并州襄垣（今山西襄垣县），大雪半月，天寒地冻，困襄垣古韩镇两月余。

十二月 司马炎废曹奂，自立为皇帝。国号晋。魏亡。

| 266年（丙戌） | 晋武帝泰始二年
吴归命侯甘露二年　宝鼎元年 | 66岁 |

正月　晋武帝大赦天下，大封宗室。

三月　王叔和师徒寻访庞姝踪迹，得知庞姝于五年前病故于王寺（今山西高平市城北7公里处有王寺村）葬于韩王山。

四月　西阳（今湖北麻城辖地）举水河洪水泛滥。王叔和位于河畔的杏苑又遭洪水淹没。

五月　西阳蛇多成灾。王叔和杏邑院内所养鸡、鸭遭大蛇袭击。次子王杬用艾叶拌雄黄、菖蒲熏烟驱蛇有神效。西阳人仿效后遂成习俗。

六月　经泫氏长平观无心道长指点，王叔和于泫氏县（今山西高平市）韩王山找到夫人庞姝墓。

八月　王叔和师徒于韩王山（今山西高平市城北）建茅舍为庞姝守墓。

十月　韩王山神农观（亦称安平观）道长无心真人送石屋王叔和，并传静心养生大法（此石屋至今仍存高平市韩王山）。王叔和在韩王山石屋静养时，发现一拾柴禾男子冬寒之日，脱衣抓痒，询问知男子酷夏时喝冷饮水所致，遂用瓜蒂散使男子痒止未发。

| 267年（丁亥） | 晋武帝泰始三年
吴归命侯宝鼎二年 | 67岁 |

正月　西阳富绅库盈病逝。王叔和长子王榲代库盈侄儿库充（与王叔和随行）行殡孝之礼。

二月　西阳盗贼横行，王叔和家及杏苑被盗。

三月　弋阳守备向西阳乡民征收缉盗费。王叔和弟子康泰拒交被抓。

四月　毛瑄自感体衰至重，遂卧床养生。王叔和次子王杭与母亲韩娣到白杲宫探望。王杭为毛瑄把脉开方。

五月　王叔和于韩王山茅舍习无心道长养生大法之余，对《脉经》进行修改。

六月　王叔和应浈氏打柴汉请求，为打柴汉家里的小饭庄菜肴取名"千杵万戳白起豆腐"而使小饭庄生意日益兴隆。

七月　王叔和弟子康泰之妻耗尽家财救康泰出狱。

八月　王叔和为夫人庞姝守墓一年已满，与弟子库充返洛阳。

268年（戊子）	晋武帝泰始四年 吴归命侯宝鼎三年	68岁

正月丙戌日　晋太尉贾充（217~282）主持编修的《泰始律》完成。

王叔和与库充返回洛阳途中，偶遇神农垱王游医。王游医将祖传治痔疮、沸水烫伤等秘窍之方赠给王叔和。

三月　王叔和库充师徒到洛阳。

四月　王叔和妻子韩娣接康泰儿子康福到杏邑照料。长子王楒为康福启蒙读书。

五月　王叔和拜访晋太子少傅山涛。给山涛夫人韩氏治愈湿热引起的舌黑症。

经山涛引荐，王叔和到晋武帝叔父琅邪王（今山东诸城市）司马伷家为其诊脉。司马伷奏请晋武帝司马炎，仍保留王叔和双份"受职留俸"。（双份乃魏齐王曹芳所赐）。

六月望日 王叔和拜会著作郎陈寿。欲请陈寿牵线，请陈寿好友时任中书侍郎张华给《脉经》作序。陈寿母亲正因胸中热痛、呕吐难出而卧床不起。王叔和诊脉断陈寿母乃肚中积蛔引起的厥阴证。当以张仲景神方"乌梅丸"施治。

七月朔日 王叔和到陈府探视陈母是否病愈。惊闻陈母去世。欲进府时遭陈府管事拒绝，并被家丁驱逐。

七月望日 经多方打探仍不知陈母病亡原因，陈寿拒不理睬。王叔和不辞而别返回西阳。

八月 山涛（时任大鸿胪），加奉车都尉为王叔和长子王楒奏得"以勤孝入仕"诏书。赶至驿馆时，方知王叔和早离开洛阳。山涛（205～283），字巨源。河内郡怀县（今河南武陟西）人。早年父母早丧，家贫被叔父养大。天性聪颖，受叔父喜爱而送入塾教，喜欢老庄学说。魏晋"竹林七贤"之一。早年不得志，年方四十岁方为郡治主薄，司马懿与曹爽争权时，山涛隐身不问事务。司马师执政后，才倾心事政，被举秀才，除郎中，累迁尚书吏部郎。司马昭以钟会作乱于蜀，将西征，以山涛为行军司马镇守邺都。司马昭加封晋王后，欲立次子司马攸为世子，山涛力劝立长子司马炎。司马炎称帝后，山涛晋爵为新沓伯，后官拜司徒，是"竹林七贤"中最长寿者，有《山公启事》传世。

九月 晋国青州、徐州、兖州、豫州洪水泛滥，流离失所百姓约数十万。

王叔和师徒至弋阳郡（今河南潢川县）拜会弋阳郡守梁柳。

十月 王叔和、厍充师徒返回西阳家中。

十一月 晋武帝晋太医院太医给事中张苗为太医令。

张苗,字田禾,三国宛(今河南南阳市)人。王叔和第一个弟子,为搜集整理被丢失的张仲景《伤寒杂病论》书稿,以致编纂刊印《伤寒论》和《金匮要略》卓有贡献。

十二月 山涛派快马至西阳给王叔和送来晋皇为其长子王楒"以勤孝入仕"的诏书。

269年(己丑) 晋武帝泰始五年 吴归命侯宝鼎四年 建衡元年 69岁

正月 毛瑄已辟谷半年,只饮清泉以待时日升界。王叔和至白杲宫探视,诊脉后断言其寿终正寝。三日后平安升界。

晋武帝诏告天下,抑商兴农,以尽地力。京都洛阳游食商贩一律禁绝。

王楒得知母亲大限将至,毅然写《谢恩辞呈》而不入仕,以尽母孝。

二月 王叔和坐诊杏苑。西阳三河口(约今安徽金寨县境内)农夫抬一农妇求诊。其夫诉说妻子咽喉处有异物多年,欲吐不出。四处求医无效。王叔和诊脉开方,以山内溪流中白石煮水,日饮三餐,日换三次,十日后再复诊。

三月 王叔和将韩王山无心道长送给的土神果(即花生)试种于家园沃土中,每日悉心观察。

晋武帝依太医院太医令张苗所奏下诏,录用蜀汉名医子孙以充太医院。

四月 王叔和妻子韩娣因食竹笋引发咳嗽不止。王叔和诊脉后偷偷落泪。并告知儿子,母亲大限已至,难以度过十二月。

五月 王叔和与亲家童禅、长子王㮮商讨赴京都洛阳入仕之事。王㮮坚决不愿做官。童禅劝说无效。

六月 王叔和托亲友为次子王杭提亲，意在其妻韩娣大限之前接回儿媳。

七月 赤亭（今湖北麻城歧亭镇）名医徐醉将次女徐沅，字醴兰许配给王杭。

八月 王叔和次子王杭与徐沅大婚。

九月 青州、徐州、兖州、豫州大雨倾盆，洪水泛滥成灾。晦日（二十九）妻子韩娣含笑辞世，享年五十九岁。王叔和令王㮮、王杭、王杶剃光头发（头发入棺）以悼母亲生养之恩。"孝子剃光头"后成鄂东丧葬习俗流传至今。

十月 王叔和给晋武帝司马炎谢表，给山涛写信，细说王㮮大孝在身，不能来京受恩就职。

270年（庚寅） 晋武帝泰始六年 吴归命侯建衡二年 70岁

正月 赤亭（今麻城市歧亭镇）一乡绅重金聘王叔和长子王㮮为塾师。因大孝（亦称至孝）在身，王㮮婉辞。

三月 三子王杶用竹子在母亲韩氏坟茔旁建一全竹房舍。三兄弟入住竹屋守孝。

吴国都城（今南京市）遭雷击引发火灾。大火烧三日方止，一万多间房屋被烧毁，烧死700余人。

王叔和对《脉经》再次进行删修整合，由十五卷整合成十卷。

七月 晋武帝完成大封功臣、大封宗室之事。计封王五十七个，封侯五百个。

西阳连降大雨，杏苑部分房舍垮塌。王叔和雨中指挥抢修，后大病一场。

九月 王叔和《脉经》整修最后定稿。叔和嘱儿子王杭誊抄。

271年（辛卯）	晋武帝泰始七年 吴归命侯建衡三年	71岁

三月 王叔和筹撰《艾经》。

四月 晋巨鹿公裴秀（224~271）去世。裴秀为我国古代著名地图学家，绘有《禹贡地域图》传世。

王叔和再到蕲地（今湖北蕲春、罗田、英山、浠水、武穴地）考察蕲艾，以写《艾经》。

七月 王熙岳父童禅卧床不起。王叔和诊其脉，断其大限已至，无药可治。一月后逝世，终年69岁。

九月 晋雍州、凉州、秦州饥民纷纷涌入弋阳地。盗贼土匪滋生。王叔和杏苑晚上被盗。王杭誊抄的《脉经》被盗贼翻找散落，损坏不少。

272年（壬辰）	晋武帝泰始八年 吴归命侯凤凰元年	72岁

三月 寒食节（清明）王熙、王杭、王杶三兄弟为母亲韩氏立石（国家法度规定，未受朝廷封赏的平民不可以称立碑）。

四月 王叔和再赴蕲地考究蕲艾。

六月 弋阳郡大旱。竹木多枯死，水井有干涸。

八月 王熙、王杭、王杶三兄弟为母亲韩氏守至孝满，撤孝屋回家。

九月 《脉经》终稿王杭誊抄完成。备二份分存。王叔和决定亲赴洛阳刊刻《脉经》。搬书稿不慎，牵动昔日左臂旧伤而放弃去洛阳计划。

十二月 晋国益州都督王睿大造舰船，为攻吴做准备。晋武帝司马炎迁尚书郎、吏部新沓伯山涛晋司徒。

273年（癸巳）	晋武帝泰始九年 吴归命侯凤凰二年	73岁

正月 弋阳郡守派信使送来司徒山涛问候书和王叔和"受职留俸"薪金。

二月 王叔和决定赴洛阳找山涛司徒刊刻《脉经》。家人及亲友以他年事已高一致不允。

三月 王叔和再三考虑，决定长子王楒送《脉经》稿到洛阳。寒食节后，王叔和给山涛写信，让王楒携《脉经》书稿去京都洛阳找山涛司徒。

五月 王楒抵达洛阳，持父亲信书到山涛司徒家，送《脉经》书稿。

六月 王叔和动笔写《艾经》。

七月 王叔和第四个孙子出世，乃王杭妻徐沅所生。

晋武帝选公卿子女入宫。诏令说，入宫选择未结束，公卿家禁止男婚女嫁。

司徒山涛上表陈述"受职留俸"的王叔和著成医著《脉经》，乞望刊刻印行。晋武帝准司徒山涛所奏。诏太医院太医令张苗将王叔和《脉经》入宫苑刊刻阁刻刊。

八月 王叔和从泫氏韩王山带回的土神果（花生）在西阳获得丰收。乡民扶老携幼来杏邑感谢。

十二月 弋阳郡守派信使送来山涛司徒捎来的公函及王樏的家书。

274年（甲午）	晋武帝泰始十年 吴归命侯凤凰三年	74岁

正月 经山涛举荐，王樏入散骑常侍卿任校对（管理档案的小官、七品以下）。王叔和给山涛写信，致谢之余，意欲请山涛给《脉经》作序。

三月 王柂师傅梅象自蕲地至西阳。收王柂为螟蛉（义子）。十天后王柂与义父启程去蕲地。

晋武帝从民间挑女子五千人入宫候选。

四月 王叔和发现收留在家二年多的逃荒女不仅识文断字，且通达岐黄之术。

王叔和亲家徐醉不知其故，欲给王叔和穿针引线，从中撮合给逃荒女做媒。

五月 经儿媳反复开导，逃荒女说出真情。其丈夫、父亲都是晋太医院太医，五年前随夫参加郊祭时走失。

六月 王叔和修书，说明焦太医夫人在西阳之事，派弟子康泰送往弋阳郡守，用快马转呈。

九月 焦太医来西阳与夫人相见。带来司徒山涛书。

山涛婉拒作序事，讲《脉经》已进入宫苑刊刻阁即行刊刻。

十月 吴国豫章、丹阳、蕲春等郡接连发生大规模瘟疫。蕲春郡瘟疫祸及西阳。王叔和引导民众用艾草等多种药物预防瘟疫。严查往返于蕲地人，并作特殊处理（类似今天的消毒）隔绝传染源。西阳无人感染疫病。

十一月　西阳民众自发给王叔和雕刻万世药王匾,悬挂于杏苑。

十二月　王叔和次子王杬妻徐沅生一子。百日后,外公徐醉给外孙取名王旼。

275年(乙未)	晋武帝咸宁元年 吴归命侯天册元年	75岁

二月　鲜卑树机能向晋国投降。

王叔和三子王枂自蕲地回西阳,带回许多钱财。其义父在豫章(今江西南昌)有大笔遗产由他继承。

三月　王叔和次子王杬送兄嫂童鸾、侄女王轩到洛阳。侄儿王昉(举儿)留西阳读书。

四月　王叔和续写《艾经》。

七月　晋国益州都督王濬上表,言其所造大船已有七年,先造船只开始朽烂,再不伐吴,前功尽弃。太尉贾充等老臣仍反对伐吴。

文化书苑于秋分节开苑,王叔和为救被龙卷风吹倒的幼儿,被折断的树枝砸伤腰腿。

八月　王叔和次子王杬自洛阳返回西阳。带回司徒山涛书信。信中说:《脉经》刊刻顺利,王椴已升任秘书丞。

九月　王叔和三子王枂以豫章(今江西南昌)带回的资财重修杏苑。

晋国徐州大水淹七县,死人无数。

十二月　晋国河内、弘农等郡暴发瘟疫。京都洛阳死者过半。王叔和长子王椴妻子童鸾,女儿王轩死于此次瘟疫。晋国太医院太医令,王叔和弟子张苗指挥太医防治瘟疫,不幸感染而身亡。

| 276年（丙申） | 晋武帝咸宁二年
吴归命侯天册二年　天玺元年 | 76岁 |

　　二月　王叔和三子王柢重修杏苑已完工。杏苑所用之物皆是竹子，故而后人亦称杏苑为竹杏苑。杏邑地修缮如新。

　　四月　王叔和次子王杬妻徐沅再添一子。百日满，王叔和给孙子取名王昀。

　　五月　王叔和长孙王昉（字日新）被弋阳太守举荐至京城洛阳候选。

　　八月　晋武帝于洛阳宫德才殿召见各地举荐才俊。经山涛举荐，王叔和长孙王榿之子王昉入选。

　　九月　王叔和长孙王昉授兖州昌阳县（今山东莱阳市）县丞。十月赴任。

　　十月　晋国征南将军羊祜上书请战伐吴。晋武帝升羊祜任征南大将军。

　　十一月　王叔和《艾经》初稿成。

| 277年（丁酉） | 晋武帝咸宁三年
吴归命侯天纪元年 | 77岁 |

　　正月　弋阳郡信使送来快报，王叔和长子王榿晋升秘书郎。

　　三月　弋阳郡快马信使送来快报，朝中恩准王榿为母亲韩氏立碑请奏。寒食节次子王杬以三兄弟名义为母亲韩氏立碑。碑刻：先妣王母敕封韩孺人之墓。

　　九月　司徒山涛加急文书至王叔和。告之《脉经》重刻已分三处进行。晋国兖、豫、青、徐、荆、益、梁等七大州洪水泛滥。王叔和采集、收购大批蕲艾、辣蓼等杀毒除瘴草药，派人送往弋阳郡预防洪水泛滥引起的疫病流行。

　　十月　晋武帝司马炎任程据为太医令。

　　十一月　弋阳郡守派人给王叔和送来"再世药王"匾额。

278年（戊戌）　晋武帝咸宁四年　　　　　78岁
　　　　　　　　　吴归命侯天纪二年

　　正月　王叔和三子王枢携妻子梅蕊、儿子王梅儿（小名）从豫章（今江西南昌）回西阳。

　　二月　王叔和《艾经》稿成，嘱次子王杭誊抄已备送洛阳刊刻。

　　三月　寒食节，王枢为母亲韩氏行祭祀大礼。

　　四月　王枢用竹子为父亲雕琢竹屋以示纪念。

　　五月　王枢送儿子王旼入文化书苑。

　　六月　弋阳郡大雨七天，举水河再次泛滥。

　　七月　晋国司州、豫州等七州洪水泛滥，无数灾民流离失所。杜预给晋武帝上《坏陂救灾疏》。晋武帝拨官牛4.5万头至七个州，助百姓耕田救荒。

　　九月　王叔和三子王枢精致竹屋雕琢完成。王叔和十分喜欢。乡邻相互传告，来杏邑参观者络绎不绝。

　　十月　晋武帝以卫瓘（王叔和舅表兄，张仲景弟子卫汛之侄孙）为尚书令。晋大将王浑率军破吴国皖城，烧掉积谷一百八十万斛。

　　十一月　镇南大将军羊祜病危时，举荐右将军杜预接替他为镇南将军，统领荆州（今湖北襄阳市）。杜预（222～

284),字元凯,京兆杜陵(今陕西西安东南)人,西晋名将,著名历史学者。继任羊祜为镇南大将军,镇守襄阳,督荆州诸军事。好读书,勤究典。著有《春秋左氏经传集解》《春秋释例》《春秋长历》。其中《集解》是《左传》注解流传最早的一种。

晋镇南大将军羊祜逝世,武帝闻奏大哭不止,涕泪流至胡须而凝结成冰。荆州城(时治所在今湖北襄阳市)大街小巷哭声一片,市民关闭店门到大将军府等处致哀。

279年(己亥)	晋武帝咸宁五年 吴归命侯天纪三年	79岁

三月 王杬誊抄《艾经》完成。王叔和拟送洛阳刊刻。晋武帝以刘渊为匈奴左部大师。

四月 王杬、王柁欲给父亲隆重办八十岁生日。王叔和不同意奢华。

五月 王柁与妻子、儿子返回豫章。王叔和送土神果(花生)、薏米种。临行前王叔和给孙儿王梅儿取大名王梅晓。自此,王柁再未回西阳。王叔和大弟子库充送《艾经》稿到洛阳找王楒。途经平春(今河南信阳市)东南,夜宿旅店时半夜起火,书稿全部被烧毁。库充逃命时折断一条腿。

九月 库充回西阳,自悔不已,长跪不起。

十月 王杬重抄《艾经》。后因狗咬伤妻子而暂停。

晋国汲郡人掘开魏襄王墓,得竹简小篆古书万言,藏之秘府。

十一月 西阳天寒地冻,王叔和失足摔倒,除原折断的左臂疼痛外,其他无大碍。

| 280年（庚子） | 晋武帝咸宁六年　太康元年
吴归命侯天纪四年 | 80岁 |

二月晦日　王叔和赴洛阳七年未归的长子王楒，带回《脉经》刊刻本十套回西阳。山涛附信，《脉经》刊刻本已入皇宫文渊阁。王叔和喜泪盈眶，长跪不起。

三月望日　晋龙骧将军王睿率巴蜀舰队八万余人，战舰五百余只，长驱直入建业石头城（故址在今南京市中山门外清凉山）。

吴归命侯孙皓脱光上身，双手绑于身后，抬着棺木到王睿军营投降。自222年建立，历经四位君王，历时五十八年的东吴帝国，终于灭亡。分裂近百年的三国鼎立局面终于画上句号。

四月　王叔和对刊刻《脉经》进行审读。发现略有错讹。其中最大错讹将二十四种脉象中最后的"伐脉"刻成"代脉"。

八月望日　西阳龙泉观新建老子殿落成。白鹤道长盛邀王叔和出席热殿庆仪（即落成庆典）。途中坐椅绳断裂，王叔和坐地，幸无大碍。

九月朔日　王叔和召集家人，叮嘱王楒、王杭将八月十五，跌坐于地下之处买下，作为百年后寝地。后经堪舆（风水）先生勘定，此地名曰九龙贯堰地。故址在今湖北麻城市白果镇药王冲老爷山。后世人称王叔和墓为药王墓（"文革"期间，墓地惨遭破坏，但白天被挖开，晚上又被人填上。2014年清明，湖北省麻城市人民政府为王叔和墓重新立碑铭文，并在墓前矗有大理石雕像）。

十月　王叔和孙子王旼从外公家回。王叔和给王旼取表字"日升"。"日升"语出《诗·小雅·天保》："如月之恒，如日之升。"与王旼外公徐醉所取"旼"字一脉相承。

十月望日　早饭后（巳时）王叔和无疾而终。

十二月望日　王叔和出殡。

长子王椆、次子王杭披孝引幡。弟子库充、康泰等执祀。西阳民众数百人送王叔和上山。三子王栀所雕琢的精致竹屋焚化于墓前。

王叔和下葬时，焚化三子王栀所做的精致竹屋，遂成鄂东地区给死者烧灵屋之风俗。

参考文献

[1]　辞海：词语分册（上下册）[M]. 上海：上海辞书出版社，1980.
[2]　辞海：历史分册：中国古代史 [M]. 上海：上海辞书出版社，1980.
[3]　阙勋. 简明历史辞典 [M]. 郑州：河南人民出版社，1983.
[4]　襄阳县志编纂委员会. 襄阳县志 [M]. 武汉：湖北人民出版社，1983.
[5]　冯君实. 中国历史大事年表 [M]. 沈阳：辽宁人民出版社，1984.
[6]　杭州大学中文系编写组. 古书典故辞典 [M]. 南昌：江西人民出版社，1984.
[7]　皮明庥. 湖北历史人物辞典 [M]. 武汉：湖北人民出版社，1984.
[8]　孙家璧. 医林发轫集 [M]. 孝感：湖北孝感地区卫生局，1986.
[9]　许长志，张庭祥. 中华之最 [M]. 南昌：江西教育出版社，1986.
[10]　杨金鼎. 中国文史辞典 [M]. 杭州：浙江古籍出版社，1987.
[11]　丁宝斋，袁本清. 隆中志 [M]. 襄阳：湖北襄樊古隆中管理处，1989.
[12]　陈基余，赵培根. 安徽大辞典 [M]. 上海：上海辞书出版社，1992.
[13]　许长志，张庭祥. 中华之最 [M]. 增补本. 南昌：江西教育出版社，1992.
[14]　李今庸. 湖北医学史稿 [M]. 武汉：湖北科学技术出版社，1993.

[15] 武冈子. 大中华文化知识宝库 [M]. 武汉：湖北人民出版社，1993.
[16] 严仪周. 麻城县志 [M]. 北京：红旗出版社，1993.
[17] 张守强，于华夫. 中华百科之最大辞典 [M]. 哈尔滨：哈尔滨出版社，1993.
[18] 曹谱. 中国古籍版本学 [M]. 上海：上海科学技术出版社，1995.
[19] 王为国. 资治通鉴新编 [M]. 北京：光明日报出版社，1997.
[20] 杜婉言，白钢. 中国历代科学家传 [M]. 北京：国际文化出版公司，1998.
[21] 郑浩，熊子勋. 古城人杰 [M]. 北京：中国城市经济社会出版社，1998.
[22] 韩山民. 伤寒论 [M]. 北京：北京燕山出版社，2000.
[23] 刘浓禾. 神农本草经 [M]. 北京：北京燕山出版社，2000.
[24] 张志聪. 黄帝内经 [M]. 哈尔滨：北方文艺出版社，2000.
[25] 赵孟升. 金匮要略 [M]. 北京：北京燕山出版社，2000.
[26] 赵一生. 汉书 [M]. 杭州：浙江古籍出版社，2000.
[27] 韩志琦. 韩氏谱牒集汇 [M]. 安阳：南阳堂谱祠委员会，2001.
[28] 韩志琦. 中华韩氏家谱集汇 [M]. 安阳：南阳堂谱祠委员会，2001.
[29] 陈俱生. 现代汉语辞海 [M]. 太原：山西教育出版社，2002.
[30] 李迪，查永平. 中国历代科技人物生卒年表 [M]. 北京：科学出版社，2002.
[31] 襄樊市志编纂委员会. 襄樊市志 [M]. 武汉：湖北人民出版社，2003.
[32] 韩永贤. 脉经新译 [M]. 北京：学苑出版社，2006.
[33] 李史峰. 资治通鉴 [M]. 上海：上海辞书出版社，2006.
[34] 刘向. 山海经 [M]. 长春：吉林摄影出版社，2006.
[35] 屈原. 楚辞 [M]. 珠海：珠海出版社，2006.
[36] 许慎. 说文解字注 [M]. 北京：中国古籍出版社，2006.
[37] 赵阳. 历代宫廷御医档案揭秘 [M]. 北京：北京科学技术出版社，2006.
[38] 朱学勤. 古文观止 [M]. 上海：上海辞书出版社，2006.
[39] 班固. 汉书 [M]. 呼和浩特：内蒙古人民出版社，2008.
[40] 蔡磊主. 白话二十五史精华之汉书 [M]. 呼和浩特：内蒙古人民出版社，2008.
[41] 蔡磊主. 白话二十五史精华之后汉书 [M]. 呼和浩特：内蒙古人民

出版社，2008.

[42] 蔡磊主. 白话二十五史精华之三国志［M］. 呼和浩特：内蒙古人民出版社，2008.

[43] 蔡磊主. 白话二十五史精华之三国志［M］. 呼和浩特：内蒙古人民出版社，2008.

[44] 蔡磊主. 白话二十五史精华之蜀书［M］. 呼和浩特：内蒙古人民出版社，2008.

[45] 蔡磊主. 白话二十五史精华之魏书［M］. 呼和浩特：内蒙古人民出版社，2008.

[46] 蔡磊主. 白话二十五史精华之吴书［M］. 呼和浩特：内蒙古人民出版社，2008.

[47] 蔡磊主. 白话二十五史精华之晋书［M］. 呼和浩特：内蒙古人民出版社，2008.

[48] 陈寿. 三国志［M］. 呼和浩特：内蒙古人民出版社，2008.

[49] 陈寿. 三国志精选［M］. 呼和浩特：内蒙古人民出版社，2008.

[50] 陈寿. 蜀书［M］. 呼和浩特：内蒙古人民出版社，2008.

[51] 陈寿. 魏书［M］. 呼和浩特：内蒙古人民出版社，2008.

[52] 陈寿. 吴书［M］. 呼和浩特：内蒙古人民出版社，2008.

[53] 陈书秀. 中医趣话［M］. 哈尔滨：哈尔滨出版社，2008.

[54] 房玄龄. 晋书［M］. 呼和浩特：内蒙古人民出版社，2008.

[55] 刘昫. 后汉书［M］. 呼和浩特：内蒙古人民出版社，2008.

[56] 高平市志办. 高平市志［M］. 北京：中华书局，2009.

[57] 何顺. 资治通鉴故事［M］. 广州：广州出版社，2009.

[58] 周晓猛，沈智. 国人必知的2300个国医常识［M］. 沈阳：北方联合出版传媒（集团）万卷出版公司，2009.

[59] 周晓猛，沈智. 国人必知的2300个汉字常识［M］. 沈阳：北方联合出版传媒（集团）万卷出版公司，2009.

[60] 周晓猛，沈智. 国人必知的2300个历史常识［M］. 沈阳：北方联合出版传媒（集团）万卷出版公司，2009.

[61] 周晓猛，沈智. 国人必知的2300个地理常识［M］. 沈阳：北方联合出版传媒（集团）万卷出版公司，2009.

[62] 周晓猛，沈智. 国人必知的2300个道教常识［M］. 沈阳：北方联合出版传媒（集团）万卷出版公司，2009.

［63］周晓猛，沈智．国人必知的2300个文化常识［M］．沈阳：北方联合出版传媒（集团）万卷出版公司，2009.
［64］周晓猛，沈智．国人必知的2300个民俗常识［M］．沈阳：北方联合出版传媒（集团）万卷出版公司，2009.
［65］周晓猛，沈智．国人必知的2300个国学常识［M］．沈阳：北方联合出版传媒（集团）万卷出版公司，2009.
［66］冈西为人．宋以前医籍考［M］．北京：学苑出版社，2010.
［67］郦道元．水经注［M］．北京：北京燕山出版社，2010.
［68］王竹星．脉经白话精解［M］．天津：天津科学技术出版社，2010.
［69］薛国屏．中国古今地名对照表［M］．上海：上海辞书出版社，2010.
［70］曹金洪．中国历代帝王［M］．北京：北京燕山出版社，2011.
［71］麻城市志办．麻城市志［M］．武汉：长江出版社，2011.
［72］王琦．刘秀年谱［M］．武汉：崇文书局，2011.
［73］夏宝泉，姚景灿．襄阳百年影像［M］．北京：中国文史出版社，2011.
［74］曹金洪．中国丑史［M］．北京：中国言实出版社，2012.
［75］陈洪基，陈礼隆．千年习家池［M］．北京：中国文史出版社，2012.
［76］傅佩荣．孔子辞典［M］．北京：人民东方出版传媒东方出版社，2013.
［77］罗大伦．古代的中医［M］．北京：中国中医药出版社，2013.
［78］魏宝书，张雁秋．濒湖脉学译注［M］．北京：中国中医药出版社，2013.
［79］李兰芳．图说中国历史之东汉［M］．北京：中国地图出版社，2014.
［80］李兰芳．图说中国历史之三国［M］．北京：中国地图出版社，2014.
［81］李兰芳．图说中国历史之西晋十六国［M］．北京：中国地图出版社，2014.
［82］湖北麻城白果药王冲王氏家族．王氏家谱［M］．麻城：民国初年版残本．

庞安时

庞安时像

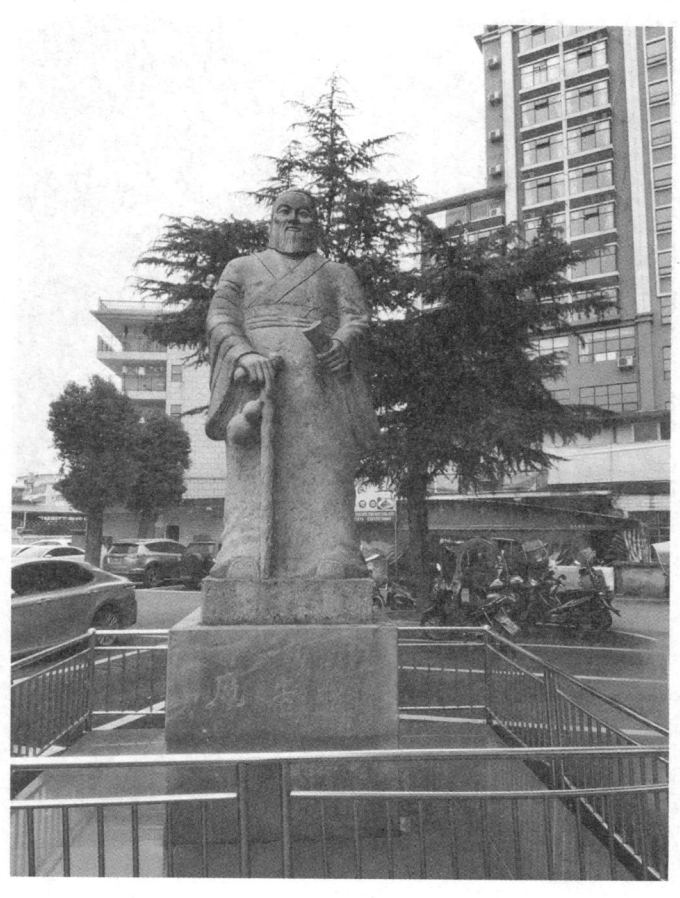

庞安时墓

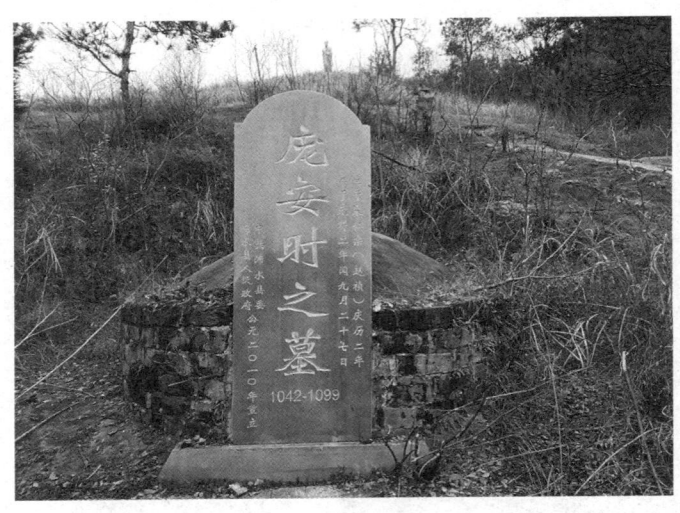

位于湖北浠水县麻桥乡龙井（岸）村飞虎山的庞安时墓
2009 年 9 月，浠水县人民政府对庞安时墓进行修缮并立碑

大事年表
(1042~1099)

1042年（壬午） 北宋仁宗庆历二年　　　　　1岁

五月 庞安时诞生于蕲州府蕲水县（今湖北黄冈市浠水县）清泉里龙井（今浠水清泉镇麻桥龙井村）岸。庞家乃书香门第、杏林世家。庞安时先祖均"不乐仕进，远离官场"。远祖原居襄阳，至曾祖父庞慥因家遭匪劫，遂迁徙至蕲水落籍。祖父庞震，以医为业。父亲庞庆，自号高易（后世讹传为高医），亦以岐黄为业，世代行医。庞庆生有三子，至庞安时出生时，前二子均夭折。庞庆喜泣过后，给儿子取名安时，表字安常。

九月 北宋于金陵建大名府（今南京市）。

宋廷增岁币银绢各十万与契丹讲和。

闰九月 西夏入犯中原，宋廷之师溃败于永水寨。

十一月 朝廷复置陕西四路经略使、安抚使，以韩琦、范仲淹、庞籍分别担任经略使。

1043年（癸未） 北宋仁宗庆历三年　　　　　2岁

正月 宋廷复京师榷盐法。禁盐商私入蜀。契丹以兵助宋廷，亦遣使索地。

庞安时高烧几日不退，父亲庞庆束手无策。安徽潜山名医徐松鹤自黄州到蕲水看望庞庆，遂用不久前从潜山望天观道长处学来的用冰水浸巾敷中脘、脚心（涌泉穴）而退热。

五月 庞安时满周岁。抓周时（笔者注：鄂东民俗，小孩满周年时，面前摆满了书、算盘、金银等物，以小孩抓的第一种东西而预测其将来），最先抓到的是父亲庞庆熟读的张仲景《伤寒论》。

1044年（甲申） 北宋仁宗庆历四年　　　　3岁

正月 宋仁宗令州县皆立学，改贡举法。

四月 朝廷以开封锡庆院为太学。欧阳修作《朋党论》，震惊朝野。

五月 庞安时满3岁。牙牙学语时，口中总将"吃吃吃"念成"医医医"。亲朋好友皆对庞庆笑言，儿子安时将来肯定是名好医生。

八月 保州军乱，诱坑士卒429人。

十月 宋、夏和议成功，宋廷赐岁银绢茶20余万贯。

庞安时初显聪慧，父亲庞庆的江西九江两名弟子读药赋、医经赋时，也仿之诵念其句。

1045年（乙酉） 北宋仁宗庆历五年　　　　4岁

正月 夏与契丹和好。宋仁宗罢免范仲淹、富弼官职。

三月 庞安时母亲庞陈氏正式教其读诗。

十月 山东、濮阳发生民变。宋仁宗罢免山东转运使兼按察使，宰相兼枢密使亦被免官。

十二月 庞安时十分顽皮，喜欢将一双小脚绕于父亲庞庆最喜欢的那张藤椅（弟子赵凡所送）间的花格结构中玩耍。不小心左脚绕进去抽不掉。情急中使劲将藤椅带倒，扭伤了脚脖子。

1046 年（丙戌）　北宋仁宗庆历六年　　　　5 岁

正月 契丹人严禁将奴婢卖与汉人。

二月 宋仁宗赵祯诏议裁节宫中冗费杂用。

庞安时对母亲所教的《千家诗》十分喜爱，不时用《千家诗》中的诗句考父亲的弟子。

三月 宋仁宗赵祯赐丙戌诸科及第进士 853 人。

山东登州等地连续发生地震。

1047 年（丁亥）　北宋仁宗庆历七年　　　　6 岁

正月 朝廷诏告河北等地，严禁马匹出境。饲养马的厩场，不得擅自减数。马匹病死，两年之内必须补偿充填其数。

三月 庞安时性好动，十分聪慧。启蒙老师是魏渊（此后为庞安时大女婿）的祖父（名失考），故称魏老夫子。

十一月 贝州宣毅兵士王则率众据城起义，建安阳国，以贝州为国都与官兵抗衡。

1048 年（戊子）　北宋仁宗庆历八年　　　　7 岁

闰正月 文彦博破贝州，王则起义失败。其亲随官颜秀等四人假降以图东山再起，三日后被处死。

三月 庞安时与村内小孩玩耍时，以爬树比高者为王。

庞安时爬树最高最快，高兴之余从树上摔下，将原受伤脚脖子再次挫伤。

七月 朝廷以河北水灾饥民补军缺，减轻饥民之众，以图安定。

十月 朝廷诏令峻青白盐之禁，改河东陕西盐法。

庞安时受伤之脚脖虽经父亲庞庆的多次诊疗，仍留下半残疾。自此，走路过快有瘸形。

1049 年（己丑） 北宋仁宗皇祐元年　　　　8 岁

正月 宋廷以缗钱二十万谷种分给河北贫民，以赈饥荒。

三月 宋仁宗赐礼部奏名，己丑科进士诸科及第出身1309 人。

五月 庞安时在蕲水乡贤魏老夫子（庞安时大女婿魏渊祖父）塾堂的"五月五塾竞稚争"（类似今天的期中考试）中，以熟背《史记》拔得头筹。

十一月 朝廷放陕西乡兵三万余人归农，每年省钱二百四十五万贯。

1050 年（庚寅） 北宋仁宗皇祐二年　　　　9 岁

三月 契丹主帅萧迪里特于三角川大败夏军。

五月 庞安时能背诵《诗》《淮南子》。

契丹严禁医卜者、屠贩、奴隶、忤孝者及犯事逃亡者不得参加进士科举考试。

七月 庞安时于大龙井池采莲蓬时沉溺水中，被在池边放牧的瞿大侠（庞安时给其取的外号，瞿大侠比庞安时小一岁，其父是龙井岸的铁匠）救起。

1051年（辛卯）　北宋仁宗皇祐三年　　　10岁

庞安时熟读《四书》《五经》《史记》《颜氏家训》《吕氏春秋》等书，记忆非凡。也开始学习民间江湖侠气，参与乡野牧童的斗鸡走狗，蹴鞠击剑、博弈杂技。且学什么，会什么，悟性极高。

七月　朝廷减湖南郴州、永州、桂阳等地百姓身丁米三斗二升。

《皇祐方域图志》成书。

十月　庞安时与瞿大侠及乡坊另一杜姓牧童三人在飞虎山（寨）关帝庙焚香结拜为兄弟。庞安时年长，被瞿大侠、杜牧童尊为兄长。

1052年（壬辰）　北宋仁宗皇祐四年　　　11岁

自上岁十月与瞿大侠等结拜后，庞安时野性渐浓，在塾堂读书心不在焉。一有隙就跑出塾堂与瞿大侠及村里读不起书的儿童们结伴玩耍。

五月　南蛮第一将侬智高攻陷邕州，建大南国。随之攻陷横、贵、龚、藤、梧、封、康、端八大州，围困广州。

范仲淹（989~1052）卒于任上。

九月　龙井岸来了两名自淮河射斗集的斗鸡高人，挑着鸡笼在龙井岸设斗鸡比赛，观看者每人收纹银一纹。

庞安时自塾堂偷偷跑出来，给瞿大侠、杜氏等人出钱观斗鸡。

宋仁宗以狄青为帅（宣抚使）率兵二十万，一举击败侬智高。

是年 庞安时好友，北宋著名诗人张耒出生。

1053年（癸巳） 北宋仁宗皇祐五年　　　　12岁

二月 庞安时于春节前学会了蹴鞠（类似于今天的足球）且鞠技了得，踢法精准，深得随玩的学友、乡童赞叹称妙。

三月 宋仁宗赵祯准礼部奏癸巳科诸科进士及第者一千零四十二人。

五月 庞安时以肚子痛为名，向塾师魏老夫子告假回家取药。实则与几名乡间顽童到清泉关（今浠水县城关清泉镇）观看蹴鞠（球）。

宋仁宗以狄青为枢密使。赈邕州贫民户贷米一石。

八月 庞安时以脚疾突发，告假回家取药疗脚。实则与诸多乡间顽童到蕲州府（在今蕲春县城漕河镇罗州城）观看踢鞠（球）大赛。塾师魏老夫子见庞安时酉时未归，遂赶至庞家询问。庞庆方知儿子撒谎，十分生气。待魏老夫子走后，对儿子严剋狠训了一番，并让儿子写下明保书（类似于今天的保证书）。

是年 北宋年统计显示，有士兵一百二十五万九千余人；宗室、官员受禄（领俸薪）者五千四百四十三人。

1054年（甲午） 北宋仁宗至和元年　　　　13岁

三月 宋廷诏治河堤民众凡有疫者蠲户税一年，无户税者给其家钱三千。

七月　庞安时与瞿大侠等一干乡童用牛脬（牛尿泡）吹气充当鞠踢。庞安时将脬鞠踢上一颗大樟树后，亲自上树取脬鞠。下树时，往地下跳，不慎又将两次受伤的左脚脖挫伤，致使后来，行走瘸形加剧。

十月　朝廷颁诏严禁佣雇人与主人同居亲为婚，禁前已婚者，速离之。

1055年（乙未）　北宋仁宗至和二年　　14岁

正月　北宋文学家晏殊（991~1055）逝世。

四月　好友杜氏长兄新婚。到杜家贺喜，庞安时第一次喝地瓜酒（即今日红薯制成的酒），醉得不省人事，被杜家送回庞家。

五月　端午节前，庞安时与瞿大侠、杜氏随杜氏舅舅小威等到罗田九资河衙门畈观看端阳民间"端午祭"，即弓射、弹射、田猎、舟划竞技赛。乐不思蜀，几天未归家。回家后遭父亲庞庆严斥怒喝。

八月　契丹王景宗耶律贤殁。其子耶律洪基继位，改年号清宗，是为道宗。

庞安时父亲见儿子不好好读书，到处野游寻乐，甚为气愤。与潘老夫子合计，予以严管重教。遂开出两张单，一单为古往今来名家箴言警句。如东晋陶渊明《杂诗十二首之一》：盛年不再来，一日难再晨。及时当勉励，岁月不待人。唐大诗人李白《将敬酒》：君不见，高堂明镜悲白发，朝如青丝暮如雪。另一张单为必读书目，包括《四书》《五经》等儒家经典及诸子百家精要书籍数十种。庞庆告诉儿子，为什么他开出的叫单，不叫其他。因为你已经像病人一样，急需开单用药治疗。单上的书就是治疗你只顾野游寻乐的妙药。

十月 宋仁宗罢免京畿转运使等官员。礼部新拟贡举条制。

1056年（丙申）　北宋仁宗嘉祐元年　　15岁

正月 自上元节后，庞安时开始反省近些年所作浮躁之举，冷静思考后始静下心来，阅读父亲所开列的儒家经典和诸子百家书籍。

四月 开封六塔河决口。各地奏报江河决口溢洪事章多如雪片。

八月 庞安时在家读书足不出户数十天。父亲庞庆见其如此专心致志，甚为欣慰。嘱其要动静结合，适量活动，并将儿子"抓周"时所抓的第一样物品《伤寒论》呈上，让其读儒学之余，可以阅览岐黄之要，以助兴雅。

十二月 宋仁宗以包拯为开封府尹。

宋廷修复汗郡信臣故陂渠，以引灌农田数万亩之旱。

1057年（丁酉）　北宋仁宗嘉祐二年　　16岁

二月 庞安时阅读《伤寒论》后，对岐黄之道、之术、之用、之效的深究兴趣甚浓。遂向父亲索要岐黄其他经典。

宋廷丁酉科开科取士。欧阳修任主考官。

五月 西夏军败宋军于断道坞（今宁夏回族自治区境内）。

八月 庞庆将《素问》《灵枢》《难经》《脉经》《针灸甲乙经》《本草经》等诸多岐黄经典交庞安时，并嘱读岐黄经典,除了熟记还得深思善悟。

十二月 宋廷改贡举法,置明经科。诸科解旧额之半,以岁贡举天下进士第。

庞安时于春节前向父亲提出弃儒习岐黄之道,以承庞家世医之术。

1058年(戊戌)　北宋仁宗嘉祐三年　　17岁

正月 宋廷凿通永通河,以解京师人畜旱期水荒。

庞庆正式答应庞安时习医,并以唐代药王孙思邈"大医精诚"为要,嘱其从医若"品"不诚,术不"精"当为庸医,有"万世唾骂,辱庞家门庭"之耻。

九月 宋仁宗令朝臣议罢榷茶法。令凿桂州兴安县灵渠。

庞安时于重阳节后,跟随父亲侍诊左右。安时兴致甚高,一教即懂,心领神会。

十一月 宋仁宗召朝臣议减朝中冗费。置都水监,罢三司领河渠司。

1059年(己亥)　北宋仁宗嘉祐四年　　18岁

二月 朝廷正式罢榷茶法。以广惠仓隶司农寺。

四月 宋仁宗诏令各路提典刑狱一律皆提举(官职名)兼管河渠公事。

五月 庞安时随父亲到安庆给府尹爱妾出诊。这是他首次走出蕲水出远门,坐官船,并感受到高超医术甚受人尊重的体验。

九月 庞安时患大病十余日不愈,此病始于风寒。庞安时自恃身体好，不甚介意。稍愈，就与朋友们饮酒至醉。一日中午，庞安时在大井岸（龙井村有大井、二井、三井之分）遇一妇女溺水，遂不顾病体跳于水中将妇女救起。因在病中，免疫力下降，耳朵灌了些水后，上岸经冷风吹拂，回家时发冷时发热。几天后，耳朵炎盛化脓。经父亲诊治后，烧即退，但耳朵自此失聪，尤以右耳为最。安时与朋友自嘲："此乃隐于医欤！"

十一月 契丹禁止民众私自狩猎。

1060年（庚子） 北宋仁宗嘉祐五年　　19岁

正月 宋廷开凿二股，疏浚五股河。

庞庆到石灰窑（故址在今湖北黄石市上窑区）为一巨贾看病，带庞安时同行。在船上，庞庆意欲让儿子这次临床把脉。庞安时告知父亲，两年内不参与临床断诊。以苦读岐黄经典，打牢基础再临床。庞庆应允其说。

五月 王安石被召入三司度支判官。

七月 欧阳修所撰《新唐书》成。

庞安时结义好友瞿大侠患痘证（今之麻疹），连续几日高热不退，痘不出，因无钱请不起郎中。庞安时求父亲出诊，并讲清瞿氏是自己的救命恩人。庞庆当即出诊，以峻药方救活瞿氏，但瞿氏自此脸上留下硕大的疤痕。史称瞿大麻子即为瞿氏也。庞庆以瞿氏18岁仍患痘证为例，用"疾无常例，病有多变"之总结，告诫儿子习医者因循不可守旧。如：痘证不是婴幼儿的专利，成年人仍可得痘证，给儿子补上了一堂痘证新课。

八月 朝廷改盐马法，设置陕西估马司，置江湖、闽广、四川十一路转运判官。

庞安时对《本草经》中一些载述有疑惑，遂与父亲交流说出心中话，并问父亲，前贤医籍所载可否剔旧质疑。庞庆告知儿子，从医者循古不泥古，守制不拘制，依方不限方。悟与循同等重要。

1061年（辛丑）　　北宋仁宗嘉祐六年　　　　　　20岁

三月　朝廷辛丑科开科取士，赐进士诸科及第出身二百九十五人，比前几科少取士一半以上。

庞安时研读岐黄经典成瘾，经常置饭菜而忘食，家人屡屡加热，最多时加热至六次以上。

六月　宋仁宗破格提拔王安石任二品知制诰，朝臣私底议论纷纷。

十二月　除夕夜，庞庆当全家人宣布自新年始庞氏医堂交安时坐诊。

是年　欧阳修著《集古录》刊行。

1062年（壬寅）　　北宋仁宗嘉祐七年　　　　　　21岁

正月初八　庞氏医堂主诊正式易位，庞安时坐诊正堂。父亲庞庆自此极少露面，凡有疑难惑症，庞安时必将药方备抄一份，送入后堂让父亲过目。

二月　朝廷更订江西盐法。

四月　《嘉祐编敕》成书

蕲州地区伤寒流行。庞安时每天接诊的多半为伤寒患者。忙里偷闲，庞安时对张仲景《伤寒论》尽管倒背如流，仍置之于案头，细嚼深究不辍。

是年 一代名臣包拯病逝于任上。

1063年（癸卯） 北宋仁宗嘉祐八年　　　　　22岁

正月 契丹禁止民间使用铜制品。

蕲水、蕲春等地流行红眼病（时称艳眼疾）。庞安时医堂患者成堆挤拥。庞庆出面为儿子助诊。白天忙于接诊，晚上庞安时从多名复疾（先后几次求治）者中认识到眼疾有过人（传染）之特点。遂指导患疾者千万不可共用盆、巾、衣、被，并购回大批疾风草、决明子草、车前草、忍冬花（金银花）、绞尔藤等煎水外洗内服。对到医堂求治者必须用药水洗目后再就诊。

三月 宋仁宗赵祯病亡。其皇子赵曙继位，是为英宗。改年号治平。

七月 契丹景宗帝叔父耶律重元举弋叛乱，七天后败亡。景宗大开杀戒，耶律重元党徒被诛杀数千人。

八月望日 龙井岸乡绅柴氏之子贪吃客人从石灰窑（今湖北黄石市）带回的望饼（月饼）至晚间口渴偷喝不洁之冷水大泻不止。庞安时以多种止泻药，如：算盘子根、生吞艾叶团等无效。后深究细思，亦是忽发奇想用望饼（月饼）置砂锅炒枯焦研细掺少许灶心土冲服。患儿服两次大泻即止。

1064年（甲辰） 北宋英宗治平元年　　　　　23岁

二月 契丹禁金陵（今南京市）民众决水种稻。

庞安时父亲庞庆以飞龙山下脚鱼〔鄂东方言，即鳖

（甲）鱼〕坪一块半坡地开垦成药圃（园），种植草药。

五月 在枢密院韩琦等大臣的屡谏下，皇太后曹氏还政于儿子，英宗正始亲政。

九月 英宗赵曙诏告天下，朝廷恢复武举科试。

蕲水散花洲金鸡坳富户陈半洲上庞氏医堂请庞庆出诊。其妻龚氏患伤寒时好时坏半月有余。庞庆三天前亦感染风寒卧床。遂向陈富户荐举儿子庞安时出诊。

是年 宋廷田亩统查显示，治平两年来，全国垦田四百万余顷。赋租不加者三千余万顷。废田见于籍者四十八万顷。时兵隶籍者一百一十六万二千余。

1065年（乙巳）　北宋英宗治平二年　24岁

三月 宋廷颁行《明天历》。

散花洲金鸡坳陈半洲托人向庞庆攀亲，愿将长女陈氏许配给庞安时。

四月 议崇奉濮王典礼。司马光、欧阳修政参意见不合。

庞安时初至父亲开垦的脚鱼坪药圃，见满园春色，繁花绽放，信口吟出唐朝大诗人钱起《药圃》诗为父亲的辛劳有获点赞。诗曰：春畦生百药，花叶香初霁。好客似春光，偏来入从蕙。

六月 宋英宗遣韩琦、富弼等于契丹定疆界。

是年 因庞安时在临床过程中，大胆探索创新，尤以伤寒深究得法，十愈八九，其声名远播，江淮一带常有人乘船来求诊，经常门庭若市。故而决定扩大医堂规模，动员医堂毗邻的邻居向外迁移。并先将新房建好，再请邻居搬迁。

1066年（丙午）　北宋英宗治平三年　　　　　25岁

正月　契丹改国号称辽国。

庞安时与散花洲金鸡坳富户陈半洲之长女陈氏完婚。

二月　英宗皇帝命司马光编集历代君王事迹（后赐名《资治通鉴》）。

十月　英宗诏令礼部始行三岁（年）一贡举试。

十一月　庞安时另选址建新房八幢。左邻右舍户开始搬迁入新房。

是年　庞安时长子庞瑾出生。

苏东坡父亲苏辙（1009~1066）去世，享年59岁。

1067年（丁未）　北宋英宗治平四年　　　　　27岁

正月　宋英宗赵曙病逝，太子赵顼即位，是为神宗。

庞氏医堂邻居搬迁后，空出旧房四十余间。庞安时请人维护修缮一新，作为远地而来的求诊者临时住所。

闰三月　王安石出任江宁府太守。

七月　庞安时差人自大龙井取水为求诊者解暑热。后发现用龙井水煎药，病患者疗效更为明显，自此，专取大龙井水给在医堂住诊的患者煎药。

九月　宋神宗诏减诸路逃田税额。擢王安石为翰林学士。

十月　神宗赐司马光编集的历代君臣事略一书名曰《资治通鉴》，并序。

庞安时将医堂余房称疾患房，并开始在蕲水城广贴告示，招收医工、护工人员。为入病房的远道患者予以施舍照料。"调护以寒暑之宣,珍馐美馔,时节其饥饱之度。"

是年 庞安时次子庞琪出生。

1068年(戊申)　北宋神宗熙宁元年　　28岁

正月 宋神宗扩太学置外舍增太学生员百名。

庞安时医堂医护人员新人培训授(班)开课。第一位报名者乃方郭乡青年杨可,后成为庞安时得意弟子之一。

三月 辽国允许金陵(今南京市)民众于军行地外种水稻。西夏毅宗皇帝李谅祚卒亡,其子李秉常继位,是为夏惠宗,年号乾道。

庞氏医堂求诊者日益增多。住病房的外地患者"其疾愈后,时有病家持金币来谢"。庞安时坚持以拯济为心,每诊贫家之疾,脱然不受谢。对专程带钱上门感谢的人亦"不尽取也"。

四月 宋神宗诏见王安石越次入对。

五月 宋廷招募饥民补充厢军。

宋神宗扩充国子监监生,拟定名额九百人。

是年冬 庞安时父亲痼疾复发逝世,享年67岁。

1069年(己酉)　北宋神宗熙宁二年　　29岁

二月 神宗以王安石为参知政事,设制置三司条例司,筹谋变革变法。

春分节前后,庞安时到飞龙山甲鱼坪父亲开垦的药圃巡查了解一番后,决定在原有基础上扩大种植规模,拟定的种植药物近百种。同时,在药圃附近建药材加工坊,试行种植、加工一条龙的经营模式。

四月 宋神宗诏令各地官员对农田、水利、役赋进行调查研究。

庞安时长女（蕲水进士魏渊之妻）约在夏初前后出生。

八月 刘锜、钱觊、范纯仁对王安石的变法提出异议，被宋神宗贬斥。其中，范纯仁（范仲淹长子）被贬为蕲州府太守。

十一月 宋神宗命韩绛制置三司条例。罢免各地提点武臣。颁布田水利敕。

闰十一月 宋神宗设置诸路提举（原官制名提点）监管农田水利差役事。

是年 庞安时好友陈季常从陕西凤翔来黄州，隐于歧亭（今麻城市歧亭镇）。

1070年（庚戌） 北宋神宗熙宁三年　　　30岁

正月 一年轻乞丐昏倒在疾患（病）房门前。庞安时请人将乞丐抬进屋内，悉心照料，并亲自扎针救治。待其醒后，喂掺了人参熬成的薄稀粥将乞丐救活。此人名叫王寔，颍川（今河南）人。后为庞氏出类拔萃的弟子之一。

二月 枢密副使韩琦上疏斥指王安石推崇备至的青苗钱之弊端，并令罢诸路提举官。

三月 庞安时次女约在此前后出生。次女后嫁蕲水进士郭迪为妻。

四月 吕公著、程颢等因反对青苗法被贬出京城。

六月 恢复如常的乞丐王寔向庞安时自道身世，其父本江州（今江西九江市）通判，遭人诬陷被判充军死于途中。

母亲闻信溺水而亡。孤身一人的王寔到黄州投亲，为节省船钱，步行前往。半途遭贼人盗去包袱一应用物，而流落街头乞讨为生。曾在蕲水街头看到过庞氏医堂招收医工的告贴，逐毛遂自荐留在医堂当医工。

九月 永兴军郡守司马光给神宗上疏，力陈王安石推崇的青苗法十大弊端被罢官。

十一月 庞安时发现作医工的王寔读过书，悟性甚高，欲招其为弟子习岐黄之术。王寔正式拜庞安时习医。

王寔后因其父冤案平反袭父职，官至信阳太守。仍行医，晚年著有《伤寒证治》十三篇，总方一百四十六首。

十二月 宋神宗改诸路更戍法。行置将法。立保甲法。颁行免役法。以王安石、韩绛为相。

1071年（辛亥）　　北宋神宗熙宁四年　　　　31岁

正月 王安石请鬻天下广惠仓田三璐及京东常平仓本。罢沿边屯田，募民租佃。停括牧地。立京东河北盗贼重法。

庞安时临床中对《伤寒论》和《脉经》进行融会贯通，有效结合。认为王叔和的《脉经》十卷把《内经》《难经》叙述脉之内容在高度融合，荟萃大成中，增加了不少的临床经验，无愧于脉学继往开来之作。

二月 宋神宗改革贡举法。罢进士试诗赋及明经诸科，以经义、策论试进士第。

八月 庞安时著《主对集》一卷。《主对集》主讲药物性味、归经、功效、主治和应用。虽已佚无存，但在《伤寒总病论》中亦有提及。如："予在主对集一卷中曾曰：观本草之性与五脏之宜，秩其职任，官其寒热，班其奇偶，以疗百疾……"

十月 宋廷罢差役法，行募役法。立出官试律令法。立太学三舍法：外舍七百人，内舍二百人，上舍一百人。

庞安时收弟子张扩。张扩，字子充，歙县（今安徽歙县）人。张扩"少好医，受业于庞安时，以医鸣世，后传其弟张挥，挥传其子彦仁，彦仁传其子张杲。世代业医，经久不衰。扩侄孙张杲著有《医说》十卷，为后后世医家推崇备至。李时珍《本草纲目》多处引用《医说》。"

1072年（壬子）　北宋神宗熙宁五年　　32岁

三月 蕲水方郭乡一位名叫杨可的年轻人上门欲拜庞安时为师。庞安时见其仪表堂堂，甚为精干遂满心欢喜当即首肯。不料，杨可却另有条件，要边打工边学医。因家里还靠他打工的钱糊口。庞安时与杨可一番对话后，当场应允。

七月 庞安时幼女约在此月出生。

八月 欧阳修（1007~1072）卒。

八月中秋 蕲春横车桥驸马坳医家熊觉率一行人，挑着两只母鸡、两百鸡蛋、八斤重猪腿两只、八斤油面两捆到庞安时家拜师（蕲州学徒拜师规矩）。熊觉乃东汉明帝刘庄小女龙英公主之婿（约公元60年前后）熊筹之裔孙。横车桥驸马坳为东汉永平十三年（70）汉明帝刘庄敕旨修建的"三面环山，一水绕府，三重牌坊三重殿，五厢楼阁五重院"之府第，约至宋代前后称驸马府，驸马坳地名随之而成。熊觉不慕官场，坚心医道，苦无名师而烦恼。经同邑小吏熊玉霖的举荐，遂上门拜师。庞安时收熊觉为从师之徒。即不在庞家吃住，可自由行之。

九月 朝廷将淮南路一分为二为淮南东路、淮南西路。

十月 庞安时见弟子已近十人,遂订规设医堂学馆拟讲医讲药讲道。

是年 苏轼至湖州,有好友孙觉处见到黄庭坚的诗文,大为赞叹。苏轼认为黄庭坚文笔有"起轶绝尘之势,独立万物之表"。此赞言传出,黄庭坚声名大振。

1073 年(癸丑) 北宋神宗熙宁六年　　　　33 岁

三月 宋廷置诸路学官。罢刑狱检法官。

五月五日 庞安时以艾为例,庞氏医堂学馆正式开馆。首堂主讲艾之药、艾之医、艾之用。

六月 宋廷置军器监。颁劝课农桑法。

周敦颐(1016~1073)卒。

八月 庞安时因声名远播江淮。江淮间各地富商大贾纷纷以请庞大医上门诊治为荣。高薪重金相邀。出诊阵容甚大。庞安时亦借出诊之机,沿途为贫苦之人免费施药施医。

九月 朝廷置两浙和籴仓,立敛散法。收免行钱。

是年 庞安时收江湖道士(名洞微),舒州桐城(今安徽安庆桐城)李百泉(字几道)为徒。

1074 年(甲寅) 北宋神宗熙宁七年　　　　34 岁

四月 宋神宗罢免王安时宰相之职,降之为江宁府知州任命韩绛为宰相,吕惠卿参政。

黄梅人(亦说霍山或太湖人)毛公弼任泗州知州(今

安徽省宿迁市）患泻痢久难愈，遍请名医无效。其州吏目荐请庞安时诊治。庞安时诊脉毕，当即否认毛公弼不是痢疾，而是丹毒作祟。遂亲煮葵菜一釜，嘱毛公一次食尽而去疾。

十月 宋神宗赵顼置三司会计司。减州军文武官员。

1075年（乙卯）　北宋神宗熙宁八年　　　35岁

二月 神宗赵顼恢复被贬至江宁府的王安石宰相之职。

王安石复相位所作第一件事：于河北行户马法。

四月 蕲春、蕲水、广济、黄梅大雨倾盆。庞安时于庞氏医堂学馆讲"病"之义、"病"之源、"病"之要、"病"之治。嘱其弟子门生治病必须牢牢记住两大关键：疾病的发生与哪些因素相关；疾病的治疗与哪些因素相关。因"病"字上将这两大因素包含其中。

九月 王安石兼修国史，立武举绝伦法。

十月 泗州（今安徽省宿迁市）知州毛公弼再请庞安时过府，为其爱女治呕吐不愈。庞安时诊其脉后断言，此女若能不嫁方可保命。

是年六月二十四日，宗仁宗、英宗、神宗三朝宰辅（已致仕）韩琦（1008～1075）卒。

1076年（丙辰）　北宋神宗熙宁九年　　　36岁

四月 西夏出兵进攻延州（今陕西延安市）安塞堡，宋廷遣吕真击败西夏犯军。

六月 庞安时随弟子杨可到其家乡方郭乡出诊。诊脉开方后，嘱杨可务必用山泉井水煎药为佳。杨可四处寻觅不见井泉。庞安时即与杨可及乡邻到远处山林寻找泉眼。终于庞安时发现山麓垅田一处泉眼。一行人大喜过望。后杨可率人在此掘深井一口，立石刻上"庞公井"三字。半月后，庞安时至方郭乡复诊，令将"庞公井"换成"杨可井"。杨可岂敢造次，立碑"羊角井"。

十月 王安石再次被罢相职。

是年 宋廷决定将中药纳入专卖之列。在京师汴梁（今河南开封市）始建太医局卖药所，制售散、膏、丸、丹、酒。史称世界上最早的官办制药厂和制药店。

1077年（丁巳） 北宋神宗熙宁十年　　　　37岁

二月 宋朝廷改解盐法。

四月 庞安时一次收弟子十人，皆来自蕲春、广济、淮南一带及石灰窑、鄂州。于医堂学馆讲脉学之论。

五月 宋神宗赵顼改成都路《茶法》。诏欧阳修的《五代史》藏秘阁。

七月 黄河在澶州（今河南濮阳市）曹村决口，澶州黄河道自此南徙。庞安时弟子张子充（即张扩）临时坐医堂，一乞食者登门求诊，自诉为风寒所苦，点名道姓要庞大医亲视。庞安时于午觉中起床给乞丐诊视后，用乞丐手中黑不溜秋的破蒲扇，煎汤而治愈。

十一月 辽国耶律乙辛杀太子浚。

张载（1020~1077）卒。

十二月 蕲州、黄州等地罕见大雪，数十日不开冻，冻死冻伤者无数。庞安时于蕲、黄二州施药救助半年有余。

1078年（戊午）　北宋神宗元丰元年　　　　38岁

四月　神宗赵顼诏告天下，除儒学九经外，其余书不得出界。

蕲州黎企里（今蕲春县漕河镇清水河）人屠光远慕庞安时仁心名播江淮而上门拜师。

八月　山东大水，淹三州二十八县。

九月　庞安时弟子王寔父亲冤案昭雪，神宗帝诏王寔进京殿对授职。临行前，王寔向庞安时讨教诲。庞安时问其在医馆九年可有收获。王寔从包袱里拿出十余抄本，内面记载的皆是每天跟随老师侍诊、出诊时，庞安时论疾说药的个案及分析病患者望、闻、问、切的枝枝叶叶。

1079年（己未）　北宋神宗元丰二年　　　　39岁

正月　朝廷立《高丽交易法》。

三月　苏轼由徐州调任湖州，作《湖州谢上表》。

石灰窑（今湖北黄石市）一隐士偶得疾，双目屡屡飞蚊，数日后如针刺般痛彻难忍，遍请各地名医高师皆束手策。其家人过江找到庞氏医馆，奉上纹银三百两，请庞安时出诊。庞安时过府望、闻、问、切后，掏出银针上至头顶（百会穴）下至脚掌心（涌泉穴）连扎十穴三天，不息，再佐汤剂七贴，隐士双目如常。临行前，庞安时不仅将隐士拿出的百两诊金婉收，反而将其家人先行奉上的三百两银子也交给隐士，说是半月后来复诊再收不迟。

半月后，庞安时过府给隐士复诊施针仍分文不取。理由是，此疾甚痼，若三年不复发方可绝根，再行收取诊金。

1080年（庚申）　北宋神宗元丰三年　　　　　　　　40岁

正月　苏轼一家于正月中旬进入麻城县，在县治西南七十里歧亭，会见老朋友陈慥，即陈季常。在陈慥家连住十日，于下旬启程至黄州。

二月一日　苏轼抵黄州城。

五月　庞安时得意弟子胡道士（名洞微）其老家富豪大户之儿子患久治不愈之怪症。富豪托胡道士接庞安时至九江出诊。庞安时开生姜十斤研汁方治愈。

五月二十九日　于二月初一到达黄州的谪官苏轼，住在定惠院仅百日，迁至临皋亭居住。接到好友陈季常书信后，庞安时欲往黄州探望苏轼，后因诊务缠身而放弃。

六月　下旬陈季常来黄州探望苏轼，向苏轼介绍庞安时的仁心神术。

是年　因在"乌台诗案"中有"杰出"表现的章惇，进入朝中宰阁参与主政。

是年闰九月　由翰林院编修王存等编修的《元丰九域志》书成。

1081年（辛酉）　北宋神宗元丰四年　　　　　　　　41岁

正月　神宗皇帝诏令大内阁制定《进士加试律》。

三月　庞安时过江至石灰窑（今湖北黄石市）隐士家复诊，仍以再复诊为由，婉拒诊金。

入大内阁的章惇被贬至蔡州任太守。

九月　庞安时随弟子李几道，即李百全到舒州桐城给李氏族长椿堂（其父亲时年九十九岁）出诊，施针灸救下桐城待死孕妇母子两条命。

1082年（壬戌）　北宋神宗元丰五年　　42岁

三月　苏轼作《庞安常善医》《庞安常耳聩》。

苏轼《单庞二医》，以家乡四单骧屡举进士不第，后以医闻名于世的相比较。文中曰："予偶患左手肿，安常一针而愈，聊为记之。"

宋神宗壬戌科，赐进士诸科出身一千四百二十八人。

庞安时再过江到石灰窑隐士家复诊其双目。欣喜告之：双目疾患已绝根不会再发。隐士拿出一玲珑梨花木盒。庞安时打开盒盖，双目焕彩，盒中墨香四溢，如丸之墨珠耀眼夺目。隐士说："此乃余祖传至宝，为五代时南唐墨圣李廷珪所制。大医屡屡为我施医济术，分文不取，在下无以为报，唯此物可谢先生。"庞安时爱不释手连连拜谢。

是月　初七谪居黄州的苏轼到黄州郊外螺丝店验看田畴，手臂旧伤突发红肿，恰逢庞安时前来接苏轼到龙井岸庞家小住。二人相见恨晚，一住数日。苏轼与庞戏言："余以手为口，君以眼为耳，皆一时异人也。"庞安时因兰溪清泉寺方丈了休和尚收留的僵儿（侏儒）黄鸡高烧不退，而至清泉寺出诊，邀苏轼同往。

苏轼到清泉寺游览，兴致勃发，受僵儿黄鸡和兰溪河西流之启迪，欣然作《浣溪沙》词阕——《休将白发唱黄鸡》。后又应了休禅师之请，为清泉寺门前一巨大漩流题写"洄漩"石额。

六月　苏轼再到麻桥。庞安时领苏轼攀笔架山。弟子熊觉（横车驸马坳人）毛遂自荐陪苏大学士及师父同游。途中停歇三日。后因脚力（临时雇用的挑夫）脚脖受伤，住灵岩（在今蕲春达城境内）一农夫家。农夫家糙子猪（不足百斤）中暑难活，农夫逐杀后，用乡下土法制成酱子肉（类似今红烧肉）苏轼吃后，连声呼妙，后回黄州将被人弃之东坡的病猪检回杀后，按农夫所教酱子肉做法常煮食之。某日食之酒兴后作《猪肉颂》传世。今鄂东美肴"东坡肉"即源于此。

七月十六日 苏轼与客月夜泛舟于赤壁矶下，作千古绝唱《赤壁赋》。

十月 宋廷自变法后岁入增多，诏京东等十二路输常平钱八百万于元丰库，以备非常。

是月十五日 苏轼再游赤壁，作《后赤壁赋》。

十二月 庞安时到黄州拜访苏轼，将石灰窑隐士所送的南唐李廷珪所制丸墨赠给苏轼。苏轼万分欣喜之余，作为《书庞安时见遗廷珪墨》回赠庞安时。

1083年（癸亥）　北宋神宗元丰六年　　43岁

二月 苏轼至龙井岸庞氏医堂，邀庞安时去蕲州一游。黄州潘大临、潘大观兄弟作陪，至蕲州采购久负盛名的"团黄茶"。此行月余，一行人到蕲州广教寺旁的致仕文豪吴德（吴瑛之子）之家。因吴德外出，苏轼留下了一首《寄吴德兼陈李常》诗作。后至黄梅登山拜谒五祖寺问禅。苏轼应禅师方丈之请，给五祖寺题"流响"墨宝。

九月 苏轼老乡巢谷，元丰五年九月从四川来黄州探望苏轼，传圣散子方，元丰六年正月离黄州。庞安常后将苏轼的圣散子方收入《伤寒总病论》苏轼作圣散子叙。

是年　辽国罕见大雪，马匹被冻死者十之六七。

黄州时疫流行。苏轼于冬月下旬日，将同乡好友巢谷搜集辑纂而成为"圣散子方"交给了庞安时，并写序广而推之。

曾巩（1019~1083）卒。

1084年（甲子）　北宋神宗元丰七年　　44岁

正月二十一日　苏轼被改任汝州（今河南临汝）团练副使，仍不得签书公事。

三月　庞安时收到苏轼书《与庞安常》。苏轼撰《黄州安国寺记》。

四月初一　苏轼离黄州，将其东坡处田地、房屋赠给好友潘大临、潘大观兄弟。亦作诗《别黄州》。

五月　蕲州一富绅之子，私自外出游玩中，正巧遇上邻人斗殴打架，摧动屋壁。富绅之子仓皇逃离奔向蕲州菜市口。恰逢菜市口刚刚斩杀一名罪犯，陈尸示众。富绅弟子因躲闪不及，扑倒在血糊糊的尸体上。自此回家后，富绅弟子惊惧万分而发狂，持续数日神志错乱，推墙撞壁，掀桌砸椅难自制。医、巫、神百方服尽无效。庞安时应富绅诚请过府，细问之开出药方，嘱用死囚绑绳烧灰作药引，亲自喂其服下，半个时辰过，富绅弟子恢复如常。

是年　司马光《资治通鉴》书成。

庞安时接弟子王寔书信，言其被赐封为汝州（今河南临汝县）县丞。

庞安时《主对集》一卷书成。

1085年（乙丑）　北宋神宗元丰八年　　　45岁

二月　蕲州西河驿驿吏之女突发暴疾锁喉疯而亡故。庞安时用雄黄解毒丸掺合驿吏及家人之口水调匀，从鼻孔灌入，使其死里逃生。

三月　宋神宗赵顼病逝（1048～1085）其子赵煦继承大统，是为哲宗。皇太后高氏垂帘主政。

十一月　苏轼至登州后给庞安常书札三首：

其一：以下俱登州还朝。其二：无题，仅三行字，曰：人生浮脆，何者为可恃，如君能著书传后有几。念此，便当为作数百字，仍欲送杭州开板也。知之。其三：翰林。文曰；端居静念，思五脏皆止一，而肾独有二，盖成双物之所终始，生之所出，死之所入也。

与庞安常

轼启。适恰遣人奉启，辱教，且审起居佳胜。召食固当依命，为章宪在武昌见候。轼来日又斋素，必难趋赴，且望恕察。晚当拜见，匆匆奉启。不一，轼再拜安常处士足下。

是年　高皇后诏司马光为门下侍郎。

程颢（1032～1085）卒。

1086年（丙寅）　北宋哲宗元祐元年　　　46岁

闰二月　宋哲宗以司马光为宰相。

三月　宋廷罢免役法，复差役法。哲宗以程颐为崇政殿说书。黄庭坚受司马光举荐，与范祖禹共同校定《资治通鉴》。

庞安时于清明过后，想起苏轼临别前要他早纂医著，以传后世，泽被生民。遂与众弟子商定，他以撰医著为主，医堂坐诊由弟子屠光远为主。弟子杨可以药事为主，弟子张子冲（张扩）以疾患寝房医事为主。

四月 王安石（1021~1086）卒，享年65岁。王安石灵柩出阁三天后，哲宗赵煦诏告户部裁减天下冗费。

六月 笔架山（今三角山）舍身崖下一条巨蟒被山下村民用闹（鄂东方言即剧毒植物）人藤煮水浸仔猪诱食后毒昏，村民们用绳索将巨蟒捆扎成一团后准备送官请赏。殊料，巨蟒中毒未到致命，欲挣脱绳索，村民们急上前搏击，巨蟒逞机将一村民吸于口中，幸亏拿刀的村民一刀将巨蟒砍断，从蟒口中将被吞进的村民扯出。蟒口脱险的村民奄奄一息，送往安时医馆，经庞安时全力以救，方死里逃生。

六月十六日 张耒、晁补之等九人参加以苏轼为主考官的学士院考试，张耒等九人全被录取。

七月 宋哲宗诏令立十科取士法。且诏告天下，恢复被王安石废除的《平旧法》罢去青苗钱。

九月 司马光（1019~1086）卒，享年67岁。

十月 庞安时所纂医著已完成五章。庞安时欲以《伤寒脉法从新论》为书名。

1087年（丁卯）　北宋哲宗元祐二年　　47岁

五月 庞安时仍以撰纂医著《伤寒脉法从新论》为主。麻城陈慥（陈季常）来麻桥看望庞安时，并送上苏轼《别黄州》诗作。

六月 庞安时与陈慥游笔架山，住笔架山飞瀑下太白观。太白观主持吴可道长对庞、陈二人相见恨晚。陈、吴二人对庞安时的医德医术赞不绝口，陈慥总结为"两个善待

"四个不干"。两个善待为：一待病人如亲人；二待病人一视同仁。"凡人疾诣门，不问贵贱贫富，爱老而慈幼""耐事如慈母而有常"。四个不干，即：不索取病者财物，不欺骗误导病人，不用病人试方，不乱给病人开贵重之药。吴可抚髯唱和，执笔记下，并嘱弟子传抄散发。

十一月 宋廷翰林院受新皇上赵煦之诏，新立经义、词赋两科均为进士试考。

是年 时任吏部尚书福建泉州同安人苏颂，奉哲宗诏，重新制造太史局的浑象禾浑仪，设天文钟"水运仪象台"。苏颂（1020~1101）杰出的天文学家、天文机械制造家、药物学家，对中医药有重大贡献。

黄庭坚、张耒、晁补之、秦观等人同入文渊阁学馆供职，四人其诗文一出，洛阳纸贵。"苏门四学士"之美名，起于此时。

1088年（戊辰）　北宋哲宗元祐三年　　48岁

正月 宋哲宗诏告六部，禁止用王安石的《经义》《字说》作科举试题。

三月 赐礼部奏名进士、诸科及第出身者一千一百二十二人。

九月 庞安时《伤寒脉法从新论》初稿基本完成，但总觉得不尽其意。书稿初毕，庞安时给京师苏轼写信，叙述撰书经过，并言明若书成请苏轼作序。此信后收入《伤寒杂病论》卷末，题为《上苏子瞻端明辨伤寒论书》。

十月 舒州桐城（今安徽安庆市桐城县）弟子李几道到黄州公干办事完毕后，至麻桥清泉安时医堂看望师父。庞安时告知李几道,他的医著《伤寒脉法从新论》已经完稿,甚不满意,让李几道给挑些毛病,以便修改。

是年 全国人丁户上户部册,其中主户二百一十三万四千七百三十三户,客户六百一十五万四千六百五十户。

1089年(己巳)　北宋哲宗元祐四年　　49岁

正月 夏国与宋廷交好,诏告天下不能再到双边滋事。

四月 宋哲宗诏立科举考试进士四场法。

五月 庞安时对《伤寒脉法从新论》书名不甚满意,欲改名又苦思未果。五月五前后,到石灰窑(今黄石市)西塞山游览。

十月 浠水、蕲春交界的蒋家山,一富户夜遭盗匪抢劫,女主人受到惊吓后,怪病缠身,只要一听到声响,立马惊慌失措,趴于地下,战战兢兢不能自安。庞安时上门用片柴击案使其自愈。

1090年(庚午)　北宋哲宗元祐五年　　50岁

正月 庞安时受蕲春灵虬山(今蕲春横车镇九棵松境内)一对老年夫妇的横车方言:"果狠""总病""么事""老尔"等语句启发。给医著定名《伤寒总病论》。

二月 夏国与宋廷和好,将宋廷战俘归还中原。宋廷承诺将陕甘延州米脂四大寨归还于夏国。

五月 收到苏轼京城转来的书信,苏轼书中云:轼启,久不为问,思念日深。过辱存记,远枉书教。……信中苏轼意不要给其书作序。"人生浮脆,何者为可待。""如君能著书传后有几。念此，便当为作数百字，仍欲送杭州开板也，知之，知之，又向。"

九月 庞安时按《伤寒总病论》之书名，对书中的相关章节进行系统归纳完善。

是年 自春至秋，蕲、黄二郡人患急喉痹，十死八九，速者半日、一日死。黄州推官潘昌言得黑龙膏方，救活数十人也。其方治九种喉痹、喉缠风、结喉、火兰喉、遁虫、虫蝶、重舌、木舌、飞丝入口。用大皂荚，四挺切，水三斗，浸一夜，煎至一斗半，入人参末半两，甘草末一两，煎至五升，去滓。入无灰酒一升，釜煤二匕，煎如饧，入瓶封埋地中一夜，每温酒化下一匙十钱，倒入喉内。取恶涎尽为度。后食甘草片。

是年冬 秦桧出生于黄州临皋亭客栈。其父秦敏学为江宁（今南京市）商贾（后任信州即今江西省上饶市玉山县县令）常年往来于江宁至夔州（今重庆市奉节县）做贸易。其母王氏身怀六甲，临盆指日。秦敏学遂携王氏妻于夔州返江宁。船至黄州，暴雪封江，船靠临皋亭，半夜王氏临盆，遂弃舟上岸寻客栈生下秦桧，月余后方离开临皋返江宁。

1091年（辛未）　北宋哲宗元祐六年（闰八月）　51岁

三月 庞安时携《伤寒总病论》初稿到黄州、欲寻潘大临为其书作序。船至黄州临皋亭附近，正在船舱内捧读书稿的庞安时被书中某处不如意处所扰，甚为不安。以至突然让船家回转兰溪。

四月 夏国军兵突袭宋廷熙河兰山民、鄜延路。

五月 庞安时决定暂且放下《伤寒总病论》不问，撰著《本草补遗》。众弟子不解，庞安时说：药有后出，古所未知，今不能辨，尝试有功，不可遗也。故而，先撰《本草补遗》之论道也。

十一月　宋哲宗令太史局作《元祐观天历》。

1092年（壬申）　北宋哲宗元祐七年　　　　52岁

二月　宋哲宗赵煦诏令陕西、河东整饬边防。

三月　庞安时《本草补遗》一卷书成。

八月　宋廷将王安石变法时所置《盐酒税务增剩给偿法》废除。

十月　庞安时耳疾复发，时有巨痛。派弟子屠光远（蕲州人）代他赴饶州乐平县（今江西省景德镇市乐平市）为县令爱女治病。屠光远经鄱阳湖东夜宿客栈时，遇客栈老板儿媳难产，屠光远依庞安时所教，用针灸扎穴，使母女平安。其声名远播江南。

1093年（癸酉）　北宋哲宗元祐八年　　　　53岁

正月　宋哲宗赵煦下诏太医局，刊行高丽国所献《黄帝针经》并颁行全国施用。

六月　庞安时对弃之一旁未闻两年多的《伤寒总病论》书稿，两次捧读。接受屠光远等弟子的建议，增补妇、幼科伤寒论述。

八月　宋廷遣使视察京东、京西、河南、河北及淮南水灾。

蕲水、蕲春等沿江一带江汛反常，江水高涨月余不退，引发沿江疫疾。

庞安时急招回各地弟子给灾民施医施药。

九月 高太后卒，宋哲宗赵煦正始亲政。

十二月 庞安时再招弟子议商《伤寒总病论》修改。舒州桐城弟子张子充（宋代名医张杲叔祖父）献策，《伤寒总病论》应将脉法之论补于其中。

1094年（甲戌）　北宋哲宗绍圣元年（闰四月）　54岁

三月 庞安时对弟子《伤寒总病论》的建议反复思考后，认为脉法对治病疗疾甚为重要，对历代有关脉法之著之论深思细究后，决定专著脉论之新创《脉法篇》。后世医家称其《脉法篇》之论为"一撮金"脉法。

四月 宋哲宗赵煦开始恢复王安石的熙宁新法，并大肆启用新党被贬之人，对元祐众多旧党人士降级罢免和逐出京城。任用新法助推人章惇为相。

闰四月 宋哲宗恢复义仓荆，罢除十科举士法，恢复提举常平官制。

五月 宋哲宗罢除进士科举试诗赋科，诏令专试二经，新设宏词科。

黄庭坚被逐出内阁馆，任命为鄂州知州，还未赴任，又被贬为涪州别驾，黔州安置。

六月 宋哲宗赵煦昭告解除进士科考引用王安石《字记》之禁令。

七月 庞安时放弃坐诊，闭门修改《伤寒总病论》。

八月 宋哲宗昭告天下，罢除贤良方正科、罢除广惠仓制度。

十月 庞安时《伤寒总病论》正式封笔。嘱弟子熊觉、杨可誉抄多份备存。

1095 年（乙亥）　北宋哲宗绍圣二年　　　　55 岁

正月　庞安时闻张耒被罢官欲往淮西，准备到黄州找张耒给《伤寒总病论》写序。后得知张耒已于会前到淮西而放弃。

二月　黄庭坚谪贬黔州，于正月初八离京。二月底抵达江陵（今荆州市），受风寒染病，寄居江陵承天寺。

四月　宋哲宗赵煦诏告设置律学博士。

五月　宋哲宗赵煦令蔡文卞详定国子监三学外州州学制。

六月　庞安时收到黄庭坚于江陵托人捎来的信。信中，黄庭坚诉说师长苏轼离开黄州谪贬地已整整十年，欲来黄州寻觅先生遗踪。庞安时当即给黄庭坚回信，热烈欢迎黄学士来黄州，并将此消息转告给黄州的潘大临。

七月　朝廷诏告吏部，以元丰年间的规矩添置元祐年被裁减的官属。

八月　黄庭坚顺江而下，约中秋前后抵达黄州。庞安时赶至黄州，与潘大临等在黄州见到了仰慕已久的黄学士。庞邀黄庭坚到蕲水麻桥小住，黄庭坚因在江陵养病时间太长，怕延误谪居时间过久，朝廷降罪，遂答应庞安时，为《伤寒总病论》作序，待序成亲送序再到麻桥。

十二月　宋哲宗诏告天下，对元祐年间的臣僚一律问责降职。

是年　沈括（1031~1095）卒，享年 64 岁。

1096 年（丙子）　北宋哲宗绍圣三年　　　　56 岁

二月　宋廷恢复元丰年所颁的《恤孤幼令》

三月　庞安时到麻城歧亭拜会陈季常。治愈了宋埠因怪病缠身而寻死的新郎官。其父亲给庞氏医堂送来千古一人活菩萨之匾。

八月 宋哲宗赵煦恢复朝廷检法官制。

西夏、中原边界又发战事。

九月 庞安时到黄州看望好友张耒，并请张耒给《伤寒总病论》作跋。见张耒眼眶深陷，一幅病恹恹之样。细询得知张耒已病两月余。当即施治后，嘱张耒不可再喝酒贪杯。

十二月 张耒因大雪冰封天气寒冷，而引发肺痨咳嗽加剧。好友潘大临探视后急与张耒家人将张耒送至麻桥。庞安时告知张、潘，此痨疾之愈非三五七日之功，得服一至两个月的药方可有效。因春节临近，张耒住龙井医堂五天后，庞安时装好一个足月的药，派车送张耒回柯山。

1097年（丁丑） 北宋哲宗绍圣四年　　57岁

正月 宋廷颁《内外学制》。禁锢元祐党人被贬官员子弟入仕。

二月 宋哲宗追贬司马光、吕公著等元祐党人及旧党人之职。

三月 张耒被贬至黄州任酒税之职，徙迁柯山（今黄冈市黄州区陶店）。

四月 张耒来麻桥龙井答谢庞安时治愈之情。至晦日方返柯山。其间，庞安时与张耒游历笔架山，住太白观多日。临别前写七律《赠庞安常先生》。诗曰：

　　　　德公本自隐襄阳，治病翻成客满堂。
　　　　懒把穷通救日者，试将多病问医王。

一丸五色宁无药，两部千金合有方。

他日倾河如石鼓，著书犹愿记柴桑。

1098年（戊寅）　北宋哲宗元符元年　　　58岁

正月　庞安时得知苏轼再次被贬至儋州时，尤为思念，经与张耒、潘大临商定，托人给苏轼捎去《伤寒总病论》誊抄稿。

六月　蔡京等上《常平免役法敕令》。

七月　张耒由黄州监酒务税迁竟陵（今湖北钟祥市）监酒务税。

庞安时对原撰著的《验方书》一卷，进行再审订，交由弟子熊觉誊抄备份作付梓准备。

十月　完成《庞氏家藏秘室方》五卷，亦交弟子熊觉誊抄。不知何故，二书未见刊刻，均佚。

1099年（己卯）　北宋哲宗元符二年（闰九月）　59岁

正月　庞安时耳疾复发引发剧痛。每天由弟子杨可用针灸刺穴止痛，效果甚微。托人捎给苏轼之信被转回黄州。潘大临患脚疾，派人亲送至麻桥庞家。

二月初　庞安时病情加剧，水物难入喉。家人及弟子请他自视其脉。安时笑曰："予察之审矣，且出入息亦脉也。予胃气已绝，死矣。"自此，庞安时拒一切疗技。长女婿魏渊赶回探视劝他勿拒治疗，庞婉拒后，轻声韵语嘱其请友人张耒作墓志铭。数日后，庞安时坐于堂椅上与前来探视的好友、弟子交谈中，溘然而逝，时年59岁。

庞安时后葬于浠水龙门乡佛图村山峦（今浠水清泉镇龙

井村飞虎山）。墓仍存，公元 2000 年，浠水县人民政府将其墓修缮一新，矗有新碑。

是年五月 自竟陵赶来的张耒至庞安时墓前，诵读墓志铭以祭。

是年八月 张耒由竟陵（今湖北钟祥市）监酒务税起用为黄州通判。至黄州安顿毕，复来龙井探望庞安时夫人，并呈上《跋庞安时伤寒论》。

庞安时娶妻陈氏，乃书香世家之女，幼通词赋。陈氏生有二男三女。长子庞瑾，次子庞琪。庞家子孙皆"修身笃学，至孝至仁"。庞瑾、庞琪各生一子：庞仲容、庞叔达。庞安时三个女儿分别嫁与蕲水书香大家（时为蕲水三大名门高户）魏洲、郭迪、陈翔，三人均进士及第。

第二年（即 1100 年），宋哲宗元符三年四月，来龙井探望岳母的庞安时二女婿郭迪，收到转自鄂州邮差送来黄庭坚的《庞安常伤寒论后序》。自此，郭迪义不容辞担当起岳父《伤寒总病论》刊刻印行的重任，方有《伤寒总病论》的传世。

参考文献

[1] 苏良嗣. 黄州府志［M］. 清光绪十年（1884）.
[2] 钱功. 澹山杂识［M］. 宋刻原本宝文堂民国初年（1912）刻本.
[3] 张耒. 柯山集［M］. 石照堂民国初年（1912）本.
[4] 曾敏行. 独醒杂志［M］. 宋享熙年刻本. 民国三年（1914）金石堂重刻本.
[5] 吴熊光. 湖北通志［M］. 武汉：民国十年（1921）版影印本.
[6] 张耒. 张右史文集［M］. 杭州：金石堂民国十年（1921）刊刻本.
[7] 丹波元胤. 中国医籍考［M］. 北京：人民卫生出版社，1983.
[8] 张茂鹏. 齐东野语［M］. 北京：中华书局，1983.

[9] 冯君实. 中国历史大事年表 [M]. 沈阳：辽宁人民出版社，1984.
[10] 皮明庥. 湖北历史人物辞典 [M]. 武汉：湖北人民出版社，1984.
[11] 陈梦赉. 中国历代名医传 [M]. 北京：科学普及出版社，1987.
[12] 陈雪楼. 中国历史名医图传 [M]. 南京：江苏科学技术出版社，1987.
[13] 陈邦贤. 中国医学史 [M]. 北京：人民卫生出版社，1988.
[14] 洪迈. 夷坚甲志 [M]. 北京：中国古籍出版社，1989.
[15] 毛德华. 庞安时史料汇编 [M]. 武汉：湖北省中医研究院，1989.
[16] 王德华. 北宋医王庞安时研究专辑 [M]. 武汉：湖北中医研究院，1990.
[17] 湖北中医学院. 伤寒总病论释评 [M]. 武汉：湖北科学技术出版社，1991.
[18] 李今庸. 湖北医学史稿 [M]. 武汉：湖北科学技术出版社，1993.
[19] 丁永淮，梅大圣. 苏东坡黄州作品全编 [M]. 武汉：武汉出版社，1996.
[20] 熊传海. 鄂东四大名医 [M]. 北京：中医古籍出版社，1998.
[21] 赵学智. 东坡志林 [M]. 西安：三秦出版社，2003.
[22] 蔡磊. 宋史 [M]. 呼和浩特：内蒙古人民出版社，2008.
[23] 钱超尘，温长路，赵怀舟，等. 金陵本本草纲目新校正 [M]. 上海：上海科学技术出版社，2008.
[24] 黄州府志 [M]. 影印本. 黄州：明弘治十四年刻刊，2009.
[25] 王鹏，王振国. 伤寒总病论 [M]. 北京：人民卫生出版社，2009.
[26] 冈西为人. 宋以前医籍考 [M]. 北京：学苑出版社，2010.
[27] 叶贤思. 庞安时传 [M]. 武汉：湖北科学技术出版社，2010.
[28] 甘泽. 蕲州志 [M]. 宁波：天一阁藏本影印版，2012.
[29] 浠水县志办. 浠水县志 [M]. 武汉：长江出版社，2014.

万密斋

万密斋像

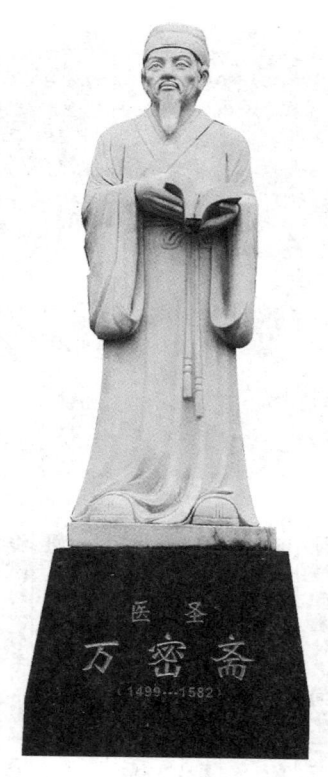

万密斋墓

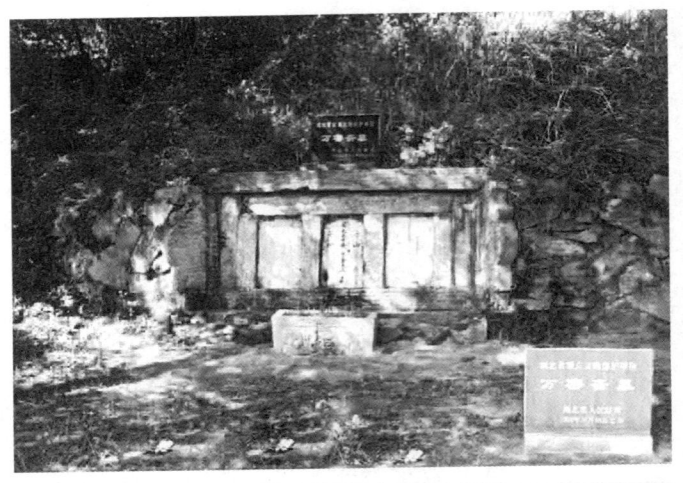

万密斋墓在罗田县大河岸镇石井头村,石塘湾北面的山岗上。该墓依山营造,封土堆高约1.7米,墓阁面阔三间,宽2.5米,通高1.2米,每间嵌置石碑,碑均高0.7米,宽0.2米,正面碑刻"明考授廪膳生国朝加封医圣万公讳密斋先生之墓"等字,两侧分立清康熙年间罗田知县沈庭祯所刻万密斋事迹碑和光绪年间十二节妇捐产建万密斋记事碑。省政府1992年12月公布为湖北省文物保护单位。

位于湖北罗田县大河岸镇石井头村的万密斋墓

大事年表
（1499~1582）

万密斋，名万全，今湖北黄冈罗田人，明代著名临证医学家，比科学巨匠李时珍年长19岁。以擅长治疗儿科、妇科、痘疹病症著称于世。其十部《万氏家传医书》《万氏家传药典》均收入《四库全书》。1999年国家"九五"重点图书项目"明清名医全书大成"出版了《万密斋医学全书》。

1499年（己未）　明孝宗弘治十二年　　1岁

万全，字全仁，号密斋。出生于湖北罗田大河岸广家岗。祖父万杏坡，江西南昌人，以幼科鸣，早卒。父亲万筐，号菊轩，继志为小儿医，明朝成化十六年（1480）回罗田，医术大行，名著一方，人称"万氏小儿科"二世。时年53岁。母亲陈氏，蕲水人。

1500年（庚申）　明孝宗弘治十三年　　2岁

朝廷严禁民间收买军器。更定刑部条例。严旌举连坐法。遣使勘河间贵戚庄园。

1501年（辛酉）　明孝宗弘治十四年　　3岁

父亲万筐请家庭教师（塾师）教万全识字。

大西北鞑靼小王子诸部犯宁夏延绥，掠财无数。

陕西、河南地震。

1502 年（壬戌）　明孝宗弘治十一年　　4 岁

万全读书，聪颖初显，识文断字超凡。

《大明会典》成。朝廷设总制府于固原，以防火筛。全国计土田四百二十余万顷，官田占七分之一。

1503 年（癸亥）　明孝宗弘治十六年　　5 岁

万全读书超前，时难塾师。塾师自感不胜任，离开万家。

全国大水。赈两京、浙江、山东、河南、湖广饥民。减杭州等地税粮，一百六十万饥民获救。

1504 年（甲子）　明孝宗弘治十七年　　6 岁

万全入社学启蒙。父亲万筐辑撰万氏小儿科医案。

是年，朝廷严厉各地督察流民返乡。全国户籍 10 508 935 户，人口 60 105 835 人。

1505 年（乙丑）　明孝宗弘治十八年　　7 岁

得社学馆塾师胡明庶喜爱，常以万全为耀。

朝廷勘核实荆襄流民二十三万五千余户，七十三万余口。孝宗朱祐樘卒，太子朱厚照继位，始称武宗，年号正德。

1506 年（丙寅）　明武宗正德元年　　　　　　　　8 岁

万全吟诗，倾倒诸生。

武宗继位，征户部四十万金佐婚礼。刘瑾始掌司礼监，邱聚、谷大用提督东西厂。王守仁谪贵州龙场驿丞。

1507 年（丁卯）　明武宗正德二年　　　　　　　　9 岁

社学塾师胡明庶推荐万全入童子试。

武宗建豹房。刘瑾矫诏以阁臣刘健以下五十三人为奸党。《历代通鉴纂要》成。

1508 年（戊辰）　明武宗正德三年　　　　　　　　10 岁

万全欲至县学考童子试，临行前高热不退而放弃。

武宗以饷不足，令军民纳粟授武职。刘瑾矫诏捕朝官三百余人下狱。

1509 年（己巳）　明武宗正德四年　　　　　　　　11 岁

万全博闻强记，代学馆顽皮生背"四书"，获"神童"雅号。《武宗实录》成。武宗遣使清理屯田，各地骚扰甚重。

1510 年（庚午）　明武宗正德五年　　　　　　　　12 岁

社学读书之余，万全对中草药颇感兴趣。社学胡明庶常以春游、夏游、秋游领学生亲近大自然。万全对亲近大自然甚为兴奋，常采草药考同学。

明武宗自称大庆法王。诛刘瑾。宁州、安州、泰州大水，溺死二万余人。

1511 年（辛未）　明武宗正德六年　　13 岁

万全读儒学之余，对医学甚有磁力，将父亲医籍常带入社学馆。

山东、河南、山西、安徽、四川、湖广起义军遍地开花。

1512 年（壬申）　明武宗正德七年　　14 岁

欲弃儒学学医学，父亲不允并严斥后复儒学。

各地起义作乱事接二连三，霸州被乱军所破，京师戒严。

1513 年（癸酉）　明武宗正德八年　　15 岁

经常背着学馆胡先生上山采药。胡明庶开明有道，几次上门劝其父答应万全学医，遭拒。

罗田鸿儒张玉泉（亦名张明道）入武昌乡试中举。

1514 年（甲戌）　明武宗正德九年　　16 岁

社学馆塾师胡明庶辞馆，万全欲回家学医仍遭父拒。

罗田鸿儒张玉泉入京师会试落第，遂回家乡潜居塔山西楼设馆授徒。

乾清宫被火烧毁。武宗开云南、大理等地银矿，以太监督管。全国皇庄占地三万七千五百余顷。

1515 年（乙亥）　明武宗正德十年　　17 岁

万全入鸿儒张玉泉西楼学馆读书。

西川大地震。武宗增修太素殿耗费银二十万两。

1516 年（丙子）　　明武宗正德十一年　　　　　　18 岁

　　罗田另一鸿儒胡柳溪，应张玉泉之邀入西楼玉泉寺授教。万全对张、胡二位高师的儒学鸿识所吸引，学业大进，诗词歌赋得心应手。

　　武宗遣太监往苏杭督织纱罗一万六千七百匹，工部以连年荒乱请求减匹，遭拒绝，以致骚乱加剧。以太监言，征泰山香钱。

1517 年（丁丑）　　明武宗正德四年　　　　　　　19 岁

　　万全仍恋岐黄。其母欲让他随父学医，万全父坚不允。令其攻习儒学。

　　武宗微行出居庸关，至宣府，命户部发银百万两至宣府。王守仁击败南赣乱军，屠杀乱军七千余。张玉泉、胡柳溪等师尊亦不倾向万全习岐黄，鼓励他学儒入仕。是年，万全入邑庠为诸生（秀才）。

1518 年（戊寅）　　明武宗正德十三年　　　　　　20 岁

　　万全父年事高龄，一日出远诊归家，累倒在门前。遇万全回家所见，遂坚定了要弃儒习岐黄之决心。父亲沉思良久仍未答应。

　　明武宗北游至密云，掠农家良女数十人而回京。王守仁《传习录》成。

1519 年（己卯）　　明武宗正德十四年　　　　　　21 岁

　　万全父亲一挚友自江淮来罗田，以药对考万全，万全对答如流。令父亲刮目相看。

淮、扬大饥荒，饥民人食人。宁王辰濠叛乱，四十三天而大败。

1520年（庚辰） 明武宗正德十五年　　22岁

万全再入玉泉寺习儒。

江西大水。武宗赐死宁王朱辰濠。

1521年（辛巳） 明武宗正德十六年　　23岁

万全父准允万全学儒习仕途之余，可旁习医药。曾有县学训导马顺之五岁孙患痘，万全按父亲所撰医案首用下法治之而安。

父亲75岁，知万全自修医药，甚喜家学后继有人，常与万全讲论医道，有时让他代为出诊。

万全娶妻钱氏。

武宗猝死于豹房。迎世子朱厚熜于安陆即帝位，年号嘉靖。

1522年（壬午） 明世宗嘉靖元年　　24岁

万全正式离学馆回家助父行医。

两浙、湖广、畿南、四川、江西大旱。

1523年（癸未） 明世宗嘉靖二年　　25岁

在父亲的督促下，万全白天侍医习药，晚上必读一个时辰的儒学。

世宗始建醮于宫中，道士得势渐盛，大臣谏之遭斥。

1524 年（甲申）　明世宗嘉靖三年　　　　　26 岁

万全独自开方药，为万宾兰治愈病泻。

世宗兑现年前之诺，裁除锦衣卫官校、勇士、匠役十余万人，年节省漕米一百五十万担。

1525 年（乙酉）　明世宗嘉靖四年　　　　　27 岁

万全娶妾甘氏。妾兄甘大用、甘大文俱从万全学医。

万全参加秋试，不中。社学塾师胡明庶中举。

杨廷和被贬。杨一清为兵部尚书，总制三边军务。

1526 年（丙戌）　明世宗嘉靖五年　　　　　28 岁

万全补县学廪膳生，成为生员中资历较深者之一。

妻钱氏生长子邦忠。父菊轩翁八十岁。

朝廷改两淮盐法。淮河漫淹沛县。明四大才子之一祝允明（1460～1526）卒。

1527 年（丁亥）　明世宗嘉靖六年　　　　　29 岁

万全正式替代父亲坐堂侍诊。

王守仁总制两广、湖广、江西军务。朝廷整顿盐法、钱法。大学士李梦阳（1472～1527）卒。

1528 年（戊子）　明世宗嘉靖七年　　　　　30 岁

长子邦忠三岁出痘，父菊轩翁指导万全治之而愈。

万全妻钱氏生次子邦孝。

万全参加秋试，仍不中。同学胡明通、胡明书（胡元溪）中举。

冬，父菊轩翁卒世，终年八十二岁。父亲在罗田树立起"万氏小儿科"声望，尤精痘疹，远近驰名。经常给万全剖析发明医理，传授经验医方。故万全常代父出诊中灵活运用家传经验，既善守成，尤能创新。

《明伦大典》成。八月王守仁败广西蛮夷。十一月王守仁卒（1472~1528）。户部计岁入三百余万，支出二百四十余万。

1529年（己丑）　明世宗嘉靖八年　　　31岁

三月，万全为县学生员董西麓之子治愈伤寒。

在家为父守孝。业师张玉泉中进士，时年五十岁。

河南大饥荒。海盗抢掠常塾城。杨廷和卒（1548~1529）。

1530年（庚寅）　明世宗嘉靖九年　　　32岁

万全上山采药，被群蜂蜇伤，双目肿赤难视，以芋艿禾煎水洗，涂人乳而愈。此方乃禅宗四祖之方。

罗田新任知县劳樟上任，见县学颓旧，筹资重修。万全因为父守制而未参加，引起新知县不满。

朝廷更定孔庙祀典，尊孔子为至圣先师。

1531年（辛卯）　明世宗嘉靖十年　　　33岁

春，次子邦孝4岁出痘，万全治愈。为父守孝期满。

闰六月，甘妾生邦正，按序为第三子。

八月乡试，因同邑胡绅士爱子出痘施诊而延误。

冬，蕲水徐氏子17岁出痘发狂，求巫禳之无效，遂上门施治而愈。

监察御史傅汉臣请旨施行"一条鞭"法。修陕西榆林边墙。

1532年（壬辰）　明世宗嘉靖十一年　　　34岁

正月，因被同邑诸生诬言所责，万全自弃诸生，离开罗田县学到英山开馆教书，兼为人治病。其医案载："时予遭蹶，出外教书。"

六月，三子邦正周岁病泻，妾兄甘大用治之不效，亟报万全归家，治愈。

陕西饥荒，饿殍遍野，朝廷赈灾不力。

1533年（癸巳）　明世宗嘉靖十二年　　　35岁

万全为学庠中诸生治病，口碑甚佳，遭人嫉妒。同乡中徐姓之子泻泄甚久，多处求治无效。万全三贴药治愈。

朝廷诏告，严禁浙江、福建、两广渔民大船出海。

1534年（甲午）　明世宗嘉靖十三年　　　36岁

春，鄂东痘毒流行，病死者十有八九。万全检寻古方制成"代天宣化丸"，施售与人。但服之者，莫不轻疏，人皆神放之。

朝廷收大同、陕西镇守太监养廉田助饷。陈侃、高澄出使琉球，途经钓鱼岛等岛屿。

1535年（乙未）　明世宗嘉靖十四年　　　　　37岁

彻底放弃儒仕的万全，全心全意投身于岐黄术业，医技大进，声名远播，常有黄州、鄂州人上门求医。

辽东兵变。广东都指挥使黄庆受葡萄牙人收买，出租澳门。

1536年（丙申）　明世宗嘉靖十五年　　　　　38岁

万全对治小儿痘诊甚有所得，是年医案中写道：医者仁术也，博爱之心也。当以天地之心为心，视人之子为己之子，勿以势利之心易之也。此案后收入《育婴家秘》。

世宗令拆除宫中元朝时所建佛殿，焚佛牙、佛骨，毁金银佛像一百六十九座，函物凡一万三千余斤。世宗以道士邵元节为礼部尚书。

1537年（丁酉）　明世宗嘉靖十六年　　　　　39岁

七月七日，同邑胡三溪长子一岁入夜啼哭不止，万全审察无疾，诊为"拗哭"，为小儿所欲不得，从其欲则哭止。

万全连年往来于罗田与英山、蕲水、黄冈、麻城一带为人治病。英山郑斗门之子郑廷试患脐风，遍请高医无效。万全上门一针即愈。

世宗诏令天下，罢黜各地私创书院。

1538年（戊戌）　明世宗嘉靖十七年　　　　　40岁

为陆陈巷李宅一女治病疟。

胡三溪入监院，托长子于万全，调治病痘而安。托次子于万绍，治疗错误而死。

1539年（己亥）　明世宗嘉靖十八年　　　　　　41岁

收英山富绅郑斗门为徒。郑斗门其爱子郑延试曾因痘症而丧命，经人介绍延请万全上门而治愈，遂对医学上心。经万全弟子胡三溪从中作伐而拜师。

朝廷开黄河支流以减水患。世宗南巡安陆。圣章太后卒。此后，世宗朱厚熜不再亲朝政。

1540年（庚子）　明世宗嘉靖十九年　　　　　　42岁

罗田大旱，百日无雨。万全令弟子扯草药教民众防暑。

世宗欲令太子监国，自己专事修道。太仆卿杨最力谏被杖死。景德镇陶工万余人，因大水饥馑，群起掠食。以道士黄梅人陶仲文为少保、礼部尚书。

1541年（辛丑）　明世宗嘉靖二十年　　　　　　43岁

同乡胡元溪之子四岁胡笃庵患咳嗽，半年不愈，且咯血。更医数人无效，万全不计前嫌，来至胡家施治而愈。所立治咳茅根汤，后又治愈多人，遂定为万氏家传方。

为英山郑孔昭女治呕吐病。年底，在蕲水一带治痘，未回家过年。

世宗遣使分往四川、湖广采木大修宫殿。改安南国为安南都统使，改其十三道为宣抚使。

1542 年（壬寅）　明世宗嘉靖二十一年　　44 岁

　　针对山区少儿痘诊流行，万全让弟子抄痘方，背痘诀，辨痘症，分痘类，立痘科。

　　朝廷改盐法。停边将养廉田。夏言被贬，严嵩入阁。宫婢女杨金英谋刺嘉靖皇帝未遂被斩杀。

1543 年（癸卯）　明世宗嘉靖二十二年　　45 岁

　　注重弟子医德教育。以其二弟子甘大文为例。甘大文为万全之妾甘氏之二哥。万全称他"其术颇行而未能精；其德颇有而未能厚"。

　　世宗再遣使至湖广采木，大修宫殿、道观。

1544 年（甲辰）　明世宗嘉靖二十三年　　46 岁

　　记录医案云：一小儿初生，遍身无皮，俱是赤肉，予用白果粉遍涂其身中，后生皮乃止。此医案后入《育婴秘诀》。

　　世宗征太仓、太仆寺各十万金入私库。晋严嵩吏部尚书、谨身殿大学士。

1545 年（乙巳）　明世宗嘉靖二十四年　　47 岁

　　万全细究痘症之根源记医案曰：痘本胎毒，俗曰天疮。虽疫气之传染，实杀机之彰显，变迁莫测，酷恶难当，肌肉溃脱兮，若蛇脱皮，龙脱骨；精神困顿兮，如蚓在灰，蟮在汤。疏者轻而密者重，毒有微甚兮，微则祥，而甚则殃。

1546年（丙午）　明世宗嘉靖二十五年　　48岁

二月，万全为致仕县丞黄凤山治伤寒。留医案记之：按仲景治伤寒法云：不应汗而汗之者，为斑疹惊惕汗不上之证，所谓桂枝下咽，阳盛则毙也。长子邦忠二十一岁，次子邦孝十九岁，三子邦正十六岁，四子邦治约十五岁。为教诸子学医，遂写成《小儿赋》《小儿西江月》词作为儿科教习本；写成《痘疹赋》《痘疹西江月》词作为痘疹教习本。两种教习本即其医著《片玉心书》和《片玉痘疹》的前身。

1547年（丁未）　明世宗嘉靖二十六年　　49岁

长孙（邦忠之子）出世，万全取名祖善。

是年，朝廷于偏关开营田一千九百余顷。修筑大同西路、宣府东路边墙。

1548年（戊申）　明世宗嘉靖二十七年　　50岁

春三月，蕲水庠生李双溪家诸子出痘，万全前往李家施治，三日内痊愈。其幼子后成为万全之女婿。长孙祖善染痘疹发热，寒战如疟，万全指导次子邦孝治愈。记有医案曰："夫痘者，天行正病也。所居欲静，所御欲洁，但见真候，即当洒扫房室，修饰帷帐，避风寒，远人物，调护保养，以待收成。"

十月，万全母舅，蕲水陈正夫患伤寒，万全赶至蕲水以三贴药治愈

1549年（己酉）　明世宗嘉靖二十八年　　　51岁

儿媳李氏（长子邦忠妻）十八岁出痘至音哑。万全与邦忠共议方药三贴而愈。从医以来，万全先后撰有《素问浅解》《本草拾珠》《脉诀约旨》《伤寒蠡测》《医门摘锦》《保婴家秘》等医著六部。邦忠欲为其刊印，万全自以为需完善之，否则不足以传世，不可刊行。

是年，朝廷户部岁入库银二百余万两，岁出库银三百四十余万两。宗人府上五谍载，亲王至庶人一万九千八百九十三人，郡主、县主、郡君、乡君等九千七百八十二人。

1550年（庚戌）　明世宗嘉靖二十九年　　　52岁

万全广罗博采，反复揣度比较，以其家传治痘诊经验、方药辑成歌括，名曰《痘疹世医心法》《痘疹格致要论》供弟子传抄，后又将二书合一取名《痘疹心要》。

是年，重修《大明会典》成。西北俺答围困京师，焚掠外城三昼夜，史称"庚戌之变"。

1551年（辛亥）　明世宗嘉靖三十年　　　53岁

三月，同乡章田洼之子患痘，弟子甘大文施治万全方药无效。遂请万全诊断，当即断曰此儿非痘诊，乃水痘。改用麦冬、滑石、甘草、地骨皮、葶苈、麻黄、大贝、知母、羌活、人参、小麦七粒为引。内服外涂，几天后即愈。万全辑方入案："水痘不同天疮，其状亦似风寒，咳嗽面赤眼水先，喷嚏唾涕稠黏。虽是易出易靥，不宜燥温来参，若然湿灿不为难，但不结痂可赚，急用麦冬妙散，此是水痘仙方。"

是年，京边岁用银五百五十五万两，故议于南京、浙江增赋一百二十万两。

1552 年（壬子）　明世宗嘉靖三十一年　　　　54 岁

六月，罗田县丞李天泉中暑腹痛，万全上门施药一贴立止。

十一月，黄州府胡通判暴得风疾，众医治之无效。府吏荐万全上府，施药几贴即愈，名噪黄州。

乡贤后秀万宾兰（万言策）乡试中举人，时年三十岁。万全业师张玉泉卒，享年 73 岁。

是年，大同、宣化府饥荒，饥民以人相食。徐阶入阁。世宗选民女三百入宫。

1553 年（癸丑）　明世宗嘉靖三十二年　　　　55 岁

四月，蕲水人汪沙溪一家染痘，请巫师治之。巫师非视断言汪家十八人中有六人不可治，乃死症。初一，汪家婢女患痘而亡。汪沙溪亲家延请万全过汪府，用激将法逐走巫师，余十七人经万全调治后痊愈。

是年，杨继盛因上书弹劾严嵩被诬下狱。世宗令补铸洪武至正德九号大钱，每号一百万锭。

1554 年（甲寅）　明世宗嘉靖三十三年　　　　56 岁

《痘疹格致要论》成书两年未刊行，好友胡三溪、万宾兰等屡劝万全刊行为上策。

是年，世宗嘉靖贪求长生不死，住宫中道观日夜祷祀不休。俞大猷败倭寇于吴淞口。因连年饥荒，四方流民涌入京师，死者无数。

1555年（乙卯）　明世宗嘉靖三十四年　　57岁

万全接受万宾兰、胡三溪等好友所劝，撰写《痘疹格致要论》之序，为刊行作准备。

是年，严嵩义子赵文华督视海防。九月，倭寇大败赵文华于松江。

1556年（丙辰）　明世宗嘉靖三十五年　　58岁

壬子举人万方策（万宾兰）给万全《痘疹世医心法》作序。

是年，兵部胡宗宪总督备战抗倭军务。严嵩义子赵文华提督江南、浙江军务。

1557年（丁巳）　明世宗嘉靖三十六年　　59岁

鄂东黄梅雨连绵，疟疾流行。万全细究其症，撰《论疟疾》曰："疟疾之候，始而哈欠，继而足冷，寒去未几，内外皆热，头痛而渴，但欲饮水，呕恶烦满而不嗜食者，皆其候也……治疟当加补气血药，务适其中，以平为期，未用补法，谓邪久不去，正气已衰，当以补其脾胃为主，使正气复强，邪气自退矣。"

是年，俞大猷大败倭寇于黄浦。戚继光始于浙江组织民众壮士为"戚家军"抗倭。

1558年（戊午）　明世宗嘉靖三十七年　　60岁

罗田知县朱云阁到任三月余，其子七岁病泻两月有余。

万全偶闻之遂自荐入衙，调治数日即愈。半月后，朱县令之女突患惊风，万全再入衙，灸药同施三日痊愈。

朱知县亲书"儒医"制大匾以赠。九月，罗田庠生王民肃半岁小儿受寒吐乳，万全弟子甘大文上门调治多日无效。万全上门以弟子甘大文之方药"理中汤"一贴即止。甘大文不解。万全告之，同方之治在于加了童便作引，此法见《黄帝内经》："伏其所生，先其所因。小儿久吐，塞甚。童便性寒，此乃寒寒相遇而药纳，吸收后则阴体渐消，药纳吐止。"

1559年（己未）　明世宗嘉靖三十八年　　　61岁

黄州府同知张公之子患惊风二十余日，遍请诸医，百药无效。罗田知县举荐万全。万全过府，三日内张公之子即愈。

是年，世宗以倭寇犯辽东之责，下令逮俞大猷入狱。倭寇大军袭福建。文徵明（1470~1559）卒。

1560年（庚申）　明世宗嘉靖三十九年　　　62岁

三月，罗田知县朱云阁九岁儿子出痘疹，万全施方即愈。朱知县再书"儒医"制大匾立于凤山闹市以褒万全。

是年，南京兵变。扬州兵乱。倭寇大举犯潮州。严嵩骤增盐课四十万两为己用。

1561年（辛酉）　明世宗嘉靖四十年　　　63岁

以黄州同知张公之子惊风二十余日为例，万全记医案曰："惊自是惊，风自是风，要分别明白，不可浪治。惊者，因闻非常之声，见异常之物，或因争斗，或因推跌，或见大小禽兽之类，致令神气结于心，而痰气生焉。痰壅气逆，遂成搐搦，口眼㖞斜，口吐涎沫。一时即醒，如常无事，或一日一发，或一日再发，或三五日一发，或半年一发，或一年一发，若不急治，变成痫症，为终身之痼疾也。"

是年，倭寇犯浙江，戚继光出击，九战皆捷。

江西流民攻泰和，大败官军。

1562年（壬戌）　明世宗嘉靖四十一年　　64岁

三月，万全第七个儿子的媳妇徐氏女患痘极重，诸子无策，俱皆惊危。万全与四子邦治，调施新药而治愈。蕲水人黄廉，收集万全四方传抄的书稿《痘疹心要》及万氏儿科、痘疹教习本，辑录成书据为己有，署其名携书稿南行觅机出版。南赣巡抚陆稳不知其详，出资在赣州为黄廉刊刻《痘疹全书》十卷，书中内容全部出自万全手抄本。

是年，严嵩被罢免。其子严世藩入狱。戚继光大败倭寇于福建兴化。

1563年（癸亥）　明世宗嘉靖四十二年　　65岁

英山县原县大尹吴公子抽搐日久，治医无数，不效。万全上门视诊，继其为慢惊风。以此例入案曰：小儿胎禀素弱，又多疾，或大吐大泻，久疟久痢，或误服吐下之药，皆致脾胃虚损，风邪乘虚而入，似搐而不甚搐，名曰瘛疭。似睡而精神虚耗，四肢与口气皆冷，睡中露睛，或胃痛而啼哭，忽如鸦声，此症危急，十无一全，皆因脾胃虚损也。

是年，戚继光、俞大猷再败倭寇于福建平海卫。西北把都儿入寇，京师戒严。

1564年（甲子）　明世宗嘉靖四十三年　　66岁

蕲州一富绅公子患怪病半年余。遍请各地名医无数，皆无效果。请万全上门，万全诊为"痫"。故记有论痫之案："痫者，稀罕难见之症，乃厥阴之病，此小儿之恶候也。故以六畜中马、猪、犬、羊名五痫，分配五月庄之说。心痫声如羊，肝痫声如犬，脾痫声如牛，肺痫其声如鸡，肾痫其声如猪。治痫之法，幼科长所载，其方甚多，而无可取者也。惟宋代钱氏五色丸，《宝鉴》琥珀寿星丸及甘遂猪胆汤和苏丸三者，诚治痫之要药也。"

1565年（乙丑）　明世宗嘉靖四十四年　　67岁

郡别驾萧壬峰之女冬日出痘，万全先用泻青丸加减将其双目出泪治愈。嘱曰：其女痘疹甚异，非三月至半年可愈。遂至一年后的丁卯岁夏天复用方药治愈。

是年，大学士徐阶请旨将景王所占陂田数万顷还之乡民。严世藩伏诛，抄其家产。抄没严嵩家，收银二百余万两，以一半济边用，一半入内库。

1566年（丙寅）　明世宗嘉靖四十五年　　68岁

罗田新任知县唐肖峰正月上任。二月患伤寒挟内伤。万全上门调理月余，皆愈。此后，唐知县常服万全方药以固体安。

是年，巡按御史庞尚鹏于浙江试行"一条鞭法"。高拱入阁。世宗朱厚熜服方士丹药而死。

1567年（丁卯）　明穆宗隆庆元年　　　　　69岁

七月，受布政使孙应鳌之请，万全赴省城为其女治病。居省城孙府三月余，孙应鳌之女病愈，万全受赐冠带及儒医匾额回罗田。

是年，明穆宗朱载垕继位，年号隆庆。张居正入阁。重录《永乐大典》成。

1568年（戊辰）　明穆宗隆庆二年　　　　　70岁

正月，万全应罗田知县唐肖峰之请进京师朝觐。临行前，唐知县之子唐欢出痘。万全留第四子邦治主诊，第八个儿子邦靖在家坐诊。在京师，万全为广东高要县一官员治好伤寒蓄水似疝症。三月，与唐知县回罗田。为唐知县之子治方药除余毒。五月，亲家李双溪患热病，万全上门治愈。六月，蕲水监生李少华，暑病误治成坏症，万全上门治十余日而愈。七月，应郧阳巡抚孙应鳌之请，赶赴郧阳为其女治病。万全日夜兼程五天五夜至郧阳施方即愈。九月，孙应鳌刊行《痘疹心要》。此书初稿始于嘉靖二十八年。成书以来，四方抄传，蕲水人黄廉剽窃为已作刊之于南赣。此次重新修订，是为隆庆修订本。万全在书中公开言明其书稿曾被人剽窃刊刻过。黄冈人陶氏之子出痘，万全三子邦正赶往黄冈治之。

1569年（己巳）　明穆宗隆庆三年　71岁

二月，巡抚孙应鳌上书乞休。武金接任巡抚。四月，万全在郧阳为孙应鳌之女治痘疹。

八月，巡抚武金患大便难，召万全主治。万全戒其勿燥，不可妄下泻药。与武金巡抚言语不合而回归罗田。半年后，武金因便秘而亡。

万全撰《伤寒摘锦》二卷。

是年，改总理练兵事戚继光为总兵官，镇守蓟州、永平、山海关。

1570年（庚午）　明穆宗隆庆四年　72岁

冬月，同乡胡氏子出痘，请万全第八子邦靖治之，万全教方治愈。

万全撰《保命歌括》三十五卷。

是年，倭寇犯广海卫、掠财无数。朝廷以王崇古总督宣化、大同。李攀龙（1514~1570）卒。

1571年（辛未）　明穆宗隆庆五年　73岁

正月，万全四子邦治与万世乔同治罗田邑丞雷省斋次孙之痘症，万全随同指导。

二月，万全四子邦治诊汪怀江次子痘疹，万全随同教方而安。

三月，万全在黄州为程旋溪之子预解痘毒。黄冈秀才蔡朝宸侍诊。

春，程希文一子出痘后治愈。邦孝妻弟李廷让一子出痘未治及时而死。

黄州知府孙光祖重刊万全《痘疹心要》，遍授州、县诸医。

万全撰女科书三卷，即《万氏女科》。

是年，黄河于开封决口。穆宗诏江西景德镇烧造瓷器十二万余件，陕西赶织羊绒三万三千二百余匹。言官数谏，穆宗不理睬。戚继光编成《练兵纪实》。

1572 年（壬申） 明穆宗隆庆六年　　　　74 岁

二月，郡人王蒸湘子出痘不治而亡。监生胡正衢次子病伤乳呕吐，万全施方即自安。

万全撰《广嗣纪要》五卷。

是年，朝廷筑徐州至宿迁堤三百七十里。穆宗朱载垕猝死。神宗朱翊钧继位，年号万历。张居正为首辅，上《帝鉴图说》。

1573 年（癸酉） 明神宗万历元年　　　　75 岁

二月，建邑书林余秀峰刊刻万全《广嗣纪要》五卷。

是年，淮河于邳州决口。张居正议立章奏考成法。

1574 年（甲戌） 明神宗万历二年　　　　76 岁

七月，陆稳在湖州重刻黄廉剽窃万全的《痘疹全书》。黄廉原已随陆稳迁居湖州，在湖州大行医术，善治儿科及痘症。

安徽休宁儒医孙一奎行医至湖州。

万全自求家世相传之绪，总结三代世医幼科学术经验，撰成《育婴家秘》四卷。

　　是年，神宗修大同边墙，耗费岁银五万两。

1575 年（乙亥）　明神宗万历三年　　　　　77 岁

　　黄冈秀才蔡朝宷因乡试落第而至忧虑生郁闷不言不食。其父抬至万全家。万全问清病原委后，以蔡朝宷身怀有孕而引发其大笑不止，郁症即消。

　　是年，黄河决口，淮扬大水。

1576 年（丙子）　明神宗万历四年　　　　　78 岁

　　安徽休宁儒医孙一奎，字文垣，十分崇敬万全，欲至罗田拜访，无意中在湖州结识蕲水人黄廉。孙一奎知黄廉剽窃万全医著，仍以德报怨与其相善。

　　万全总结平生的养生经验，撰《养生四要》五卷。

　　是年，戚继光修成三屯营。黄河决口入淮。

1577 年（丁丑）　明神宗万历五年　　　　　79 岁

　　万全以"活人为要，不计宿仇"，教育子孙行医之人要有宽恕仁心。

　　是年，张居正父丧，谋置留位，纠劾之臣多被杖贬。岁入库银四百三十五万两。出银三百四十九万四千两。

1578 年（戊寅）　明神宗万历六年　　　　　80 岁

　　万全再次修订《痘疹心要》，即前书增加歌诀和方剂，补入医案及论说等，内容更加充实。此本后人称为《痘疹心法》。

《育婴家秘》已流传于荆襄闽洛吴越之间，时人皆称颂："此万氏家传小儿科也"。万全深为欣慰。

是年，神宗再以潘季驯总理河漕兼提督军务。诏户部岁增金花银二十万两。

1579 年（己卯）　明神宗万历七年　　　　　81 岁

正月，万全撰《重刻痘疹心要序》（后人改称《痘疹心法序》）。

五月，撰写《幼科发挥》二卷，自序题《叙万氏幼科源流》。

蕲水人黄廉将自己的所谓"密书"传给休宁名医孙一奎，孙一奎择要记入《赤水玄珠》三十卷。今《赤水玄珠》中记有黄廉医论医方数条，其文字内容均见于万全的《片玉心书》。

是年，张居正请废书院，全国共毁书院六十四处。潘季训统领修复河道筑堤三百余里，又五万六千余丈，费银五十六万余两。

1580 年（庚辰）　明神宗万历八年　　　　　82 岁

万全整理儿科教习本，撰成《片玉心书》五卷。

是年，朝廷勘实天下田七百一万三千九百七十六顷。刊刻《十三经注疏》。

1581年（辛巳）　明神宗万历九年　　　83岁

万全整理痘疹教习本，撰写《片玉痘疹》十一卷。

是年，张居正进《列朝宝训实录》。户部进《万历会计录》。

1582年（壬午）　明神宗万历十年　　　84岁

万全于是年卒。葬罗田大河岸石井头村石塘垴北山，墓今存。碑刻铭文：明考授廪膳生国朝加封医圣万公讳密斋先生之墓。其墓1992年12月，被列为湖北省重点保护文物单位。

万全有十子：邦忠、邦孝、邦正、邦治、邦宁、邦和、邦成、邦靖、邦瑞、邦化，皆为医。弟子门人有甘大用、甘大文、胡三溪、郑斗门、蔡朝宸、卢半默等。

孙子万机，精治痘疹，修订《片玉痘疹》，撰辑《幼科指南》传世。

玄孙万达，辑刻《万密斋医学全书》十种，108卷，流传至今。

是年，淮、扬海溢成灾，浸盐场三十处，溺死二千六百余人。贵州勘出额外民田十四万二千余顷。张居正（1525~1582）卒。吴承恩（1503~1582）卒。

参考文献

[1] 冯君实. 中国历史大事年表 [M]. 沈阳：辽宁人民出版社，1984.
[2] 李今庸. 湖北医学史稿 [M]. 武汉：湖北科学技术出版社，1993.

[3] 邵金阶. 万氏儿科精华 [M]. 武汉：武汉大学出版社，1996.
[4] 罗田县志办. 罗田县志 [M]. 武汉：湖北人民出版社，1998.
[5] 熊传海. 鄂东四大名医 [M]. 北京：中医古籍出版社，1998.
[6] 傅沛藩. 万密斋医学全书 [M]. 北京：中国中医药出版社，1999.
[7] 钱超尘，温长路，赵怀舟，等. 金陵本本草纲目新校正 [M]. 上海：上海科学技术出版社，2008.
[8] 黄州府志 [M]. 影印本. 黄州：清乾隆十四年刻刊，2009.
[9] 胡荣希. 跟万密斋学养生 [M]. 香港：天马出版有限公司，2011.
[10] 胡荣希. 医圣万密斋传 [M]. 武汉：华中科技大学出版社，2012.

李时珍

李时珍像

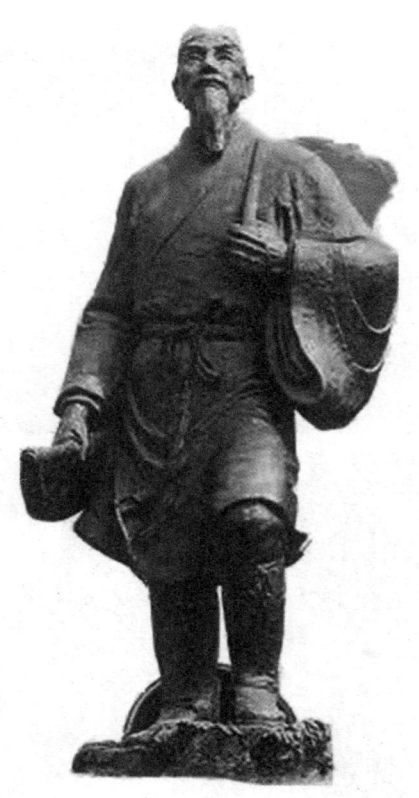

李时珍墓

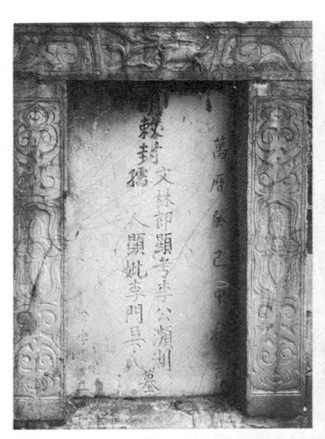
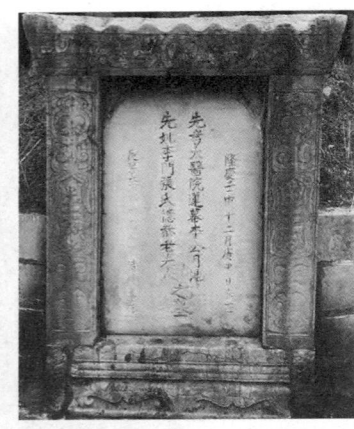
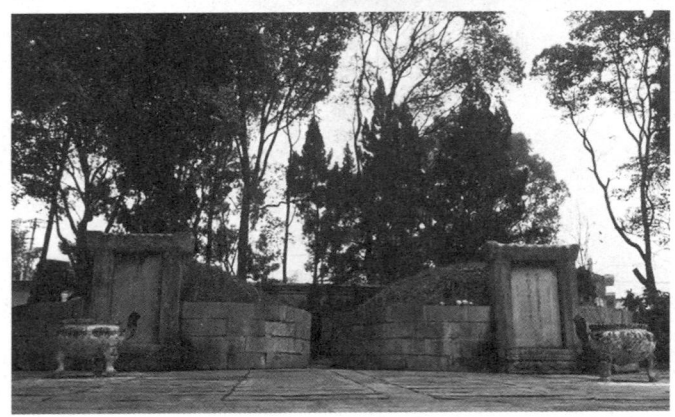

位于湖北蕲春县蕲州镇雨湖边的李时珍墓，1982年1月被列为全国重点文物保护单位，右边为其父母合葬墓

大事年表
(1518~1593)

1518年（戊寅） 明武宗正德十三年　　1岁

　　李时珍出生在湖广蕲州（今湖北省蕲春县蕲州镇）东门外瓦硝坝一世医之家。

　　祖父李晓山为走乡串户的乡村医生（铃医）。

　　父亲李言闻，字子郁，号月池。母亲张氏。李言闻在乡村行医多年，医术高明，医德高尚，深受群众爱戴，后被推荐为明朝太医院吏目（从九品），即皇家宫廷医生。著有《四诊发明》《医学八脉注》《痘疹证治》《人参传》《蕲艾传》等，均失传。唯《四诊发明》部分内容保存于李时珍《濒湖脉学》。

　　兄李果珍，不习医术，生平无可考。

　　李时珍字东璧，号濒湖。生活于中国封建社会走向衰落时代，国家面临严重内乱和频繁外患，科学技术不受重视。他忍辱负重，刻苦钻研，写成《本草纲目》《濒湖脉学》等著作，成为16世纪伟大的医学家和药物学家。

　　是年，民族矛盾日益尖锐。明武宗自称威武大将军，巡视北部边防。爆发于1516年的江西农民起义军于是年失败。

　　佛郎机（葡萄牙）殖民者遣使来华，为中国与西欧直接海上交通之始，开西方殖民者侵华之先河。

著名哲学家王守仁（阳明）哲学著作《传习录》编成。

1519年（己卯）　明武宗正德十四年　　　　2岁

明代统治者内部矛盾加剧，宁王朱宸濠在江西叛乱。南赣巡抚王守仁起兵讨之，很快平定叛乱。武宗以亲征为名，南下，民间大受骚扰。

1520年（庚辰）　明武宗正德十五年　　　　3岁

由于统治阶级内部矛盾重重，武宗于闰八月始由南京北返。十二月到京师，赐宸濠死。

1521年（辛巳）　明武宗正德十六年　　　　4岁

身体瘦弱，性迟钝。

明武宗死于豹房。肱臣迎世子朱厚熜于湖广安陆即帝位，为世宗。豹房中番僧及教坊乐工悉被放逐。

1522年（壬午）　明世宗嘉靖元年　　　　5岁

七月，湖广、江西、两浙及四川大旱，人畜死者无数。

正德末年到嘉靖初年，安徽徽州商人兴起，成为强大势力。出现"商贾既多，土田不重"的现象。

1523年（癸未）　明世宗嘉靖二年　　　　6岁

自始读书识字。

世宗于四月在宫中建醮，祈长寿。明末炼丹求仙之风自此始。

葡萄牙人入寇广东新会，明官军战败之，缴获佛郎机大炮，始接触西方新式武器。日本使者以进贡为名，在我国互相攻杀，乘机劫掠沿海诸郡。明廷以倭患始于市舶为由，罢市舶司，停止与海外交通。

诗人、画家唐寅（1470~1523）卒。寅字伯虎，号文始居士，为画苑吴派代表，著有《六如居士集》。

1524年（甲申）　明世宗嘉靖三年　　　7岁

在塾中读书，聪明好学。

世宗定"大礼仪"，以其生父兴献王为"皇考"。群臣反对。杖杀17人，下狱百余人。

1525年（乙酉）　明世宗嘉靖四年　　　8岁

能吟诗。

世宗颁《大礼集议》。张居正生于湖北江陵。后为明代著名政治家。

1526年（丙戌）　明世宗嘉靖五年　　　9岁

善对。

文学家、书法家祝允明（1460~1526）卒。允明与文徵明、唐寅、徐祯卿号"吴中四子"。

1527年（丁亥）　明世宗嘉靖六年　　　10岁

从塾师学"制义"（八股文）之类（科举考试科目之一）。

五月，王守仁总制湖广、江西、两广军务，加紧防范民众和少数民族闹事。李贽生于福建泉州府晋江县，后为著名思想家，寓居黄州麻城。

1528年（戊子）　明世宗嘉靖七年　　　　　11岁

八月，王守仁镇压广西瑶族、壮族起义军。

十一月，王守仁（1472~1528）卒。守仁字伯安，号阳明，浙江余姚人，提倡唯心主义"心学"，成为明代统治思想。著有《王文成公全书》。戚继光生于山东牟平，后为明代平倭名将。

1529年（己丑）　明世宗嘉靖八年　　　　　12岁

封建教育制度所规定的四书、古诗等教材，已基本读完，学做八股文、学写诗。

十月，蒙古贵族俺答等入寇西北边塞，开始成为明代后期重要边患。

1530年（庚寅）　明世宗嘉靖九年　　　　　13岁

父亲把入学中举、光大门庭的希望全部寄托于他。时珍夜以继日地刻苦学习，积极准备参加辛卯科试。

九月，仿制佛郎机大炮，开始研制西方新式武器。十一月，修订孔庙祀典，尊孔子为至圣先师，力兴儒学，约束人心。

1531年（辛卯）　明世宗嘉靖十年　　　　　14岁

由蕲州知府周训选送黄州府应科试，中秀才。此次"童试"考两门，一为"四书义"（八股文）；一为"试帖诗"。

李时珍一举考中秀才，少年得志，取得进入府、州、县儒学的生员资格。

监察御史傅汉臣请求朝廷推行"一条鞭法"，为明代后期议论赋役改革的开始。"一条鞭法"将所征各项徭役、杂税统一摊入田亩，与田赋合并，折收银两。实是实物地租、徭役地租合并折为货币地租。明中叶以后，在江南及沿海地区，纺织业、印染业、造纸业、制瓷业、铸铁业、榨油业等行业，资本主义萌芽有日益兴起之势，一条鞭法的实行，对这种新的生产关系无疑有促进作用。

1532年（壬辰） 明世宗嘉靖十一年　　　15岁

明朝封建统治者连年大兴土木，营造宫室。苦于采伐、运送木料的湖广、四川等地民众，同苦于烧制大砖的应天、苏、松民众，苦于采珠的广东民众，怨声四起，群起反抗。

1533年（癸巳） 明世宗嘉靖十二年　　　16岁

刻苦钻研四书五经，认真练习八股文和律诗，积极准备参加甲午岁"乡试"。

大同兵士苦于工役，发生兵变。

1534年（甲午） 明世宗嘉靖十三年　　　17岁

首次赴省城武昌参加"乡试"考举人。共考三场：四书；论、判、诏、诰；经、史。未能中试，名落孙山。明代实行三级考试——乡试、会试、殿试。初级考试未通过，青年李时珍第一次遭受失败的痛苦。

1535 年（乙未）　明世宗嘉靖十四年　　　　　18 岁

继续苦读深思，准备三年后再次应试。

闭关锁国的明朝政府，同意开辟澳门为葡萄牙商租地，租银每年二万两。

1536 年（丙申）　明世宗嘉靖十五年　　　　　19 岁

为应乡试，深入钻研四书五经，熟悉重要史籍，扩充理论、历史知识。进一步习做八股文。

明室宫廷宗教斗争激烈。是年毁宫中大善殿旧藏佛像169 座，拆毁宫中元代所建佛殿，焚毁佛牙、佛骨，掀起小规模毁佛斗争。同时，抬高道教，重用道士邵元节为礼部尚书，为以后掀起炼丹之风埋下祸根。

严嵩于十二月继任礼部尚书，是此明末奸相发迹之始。

1537 年（丁酉）　明世宗嘉靖十六年　　　　　20 岁

第二次赴武昌应乡试考举人，再次落第。思想十分苦恼。是年前后，与吴氏女结婚。

御史游居敬劾王守仁、湛若水私创书院讲学，引起思想混乱。朝廷下令停止各地私创书院，进一步钳制思想。

是年，黄河流域与长江流域同时发生大水，湖广百姓受灾尤为严重。

1538 年（戊戌）　明世宗嘉靖十七年　　　　　21 岁

承父命，发愤攻读经史，准备再试。寒窗苦读，身体更加虚弱，患咳嗽，转为骨蒸病，卧床月余，几乎死去。幸得父亲精心治疗，投以一味黄芩汤，转危为安。李时珍深佩中药之奥妙。

1539年（己亥）　明世宗嘉靖十八年　　　　22岁

为第三次应乡试而刻苦学习。

明世宗向往长生成仙，加紧扶植道教。封曾任黄梅县吏的道士陶仲文（曲真）为秉一真人。明世宗南巡湖广安陆，湖广民众大受骚扰。

1540年（庚子）　明世宗嘉靖十九年　　　　23岁

八月，第三次武昌应乡试，仍然名落孙山。通过科举而平步青云的美梦彻底破灭，心灵遭到巨大打击。得父亲同意，不再应乡试。但他多年寒窗苦读，并非徒劳，为尔后从事医学、药学研究，打下了坚实基础，第三次乡试的失败，促成李时珍人生道路的根本转折。拜蕲州知名学者顾日岩为师。顾日岩名顾问，是著名理学家，常在蕲州崇正、阳明书院讲学。李时珍前去听讲，并求他指点钻研中国传统文化典籍的方法。

学者王艮（1483~1540）卒。王艮号心斋，泰州人，盐丁出身，王守仁的弟子，轻视封建名教，专在下层民众中传播文化，创立泰州学派，造就一批出身下层的学者。明世宗一心服药求仙，不理朝政。以道士陶仲文为少保、礼部尚书，参与朝廷大事。

是年，世宗在湖北钟祥县大兴土木，为生父兴献王朱祐杭（1476~1519）营造陵墓——显陵。占地六百亩，围以朱色高墙。神道长一千三百米，两旁立文臣武将及狮、象、马、骆驼等石像。大殿两重，十分壮观。湖广人民大受苛税、劳役之苦。

1541年（辛丑）　明世宗嘉靖二十年　　　　24岁

随父学医，同在蕲州玄妙观为民众治病，暇则刻苦研读医学著作。

贵戚武定侯郭勋，曾刻印《水浒传》，失宠，被劾下狱。

1542年（壬寅）　明世宗嘉靖二十一年　　　25岁

随父行医，并深研医药典籍。《蕲州志》称："益刻志读书，十年不出户，上自坟典，下及子史百家，无不该洽。"

俺答以十万骑入寇山西，掠十卫三十八州。

大高元殿（祀天神用）落成。世宗听信真人陶仲文进言，建立雷坛，祈求长生，费用浩大，祸及人民。

奸臣严嵩入阁，政治愈加腐败。严嵩以善写"青词"（道教祀神之文）为世宗所赏识。世宗所作所为，深为群众不满。宫婢杨金英等谋杀世宗，未遂，遭诛。

1543年（癸卯）　明世宗嘉靖二十二年　　　26岁

约于此年生长子建中。

世宗不临朝听政，专事炼丹求仙，强迫民间搜捕梅花鹿、采灵芝进献，百姓受累不堪。蕲州玄妙观内设坛、炼丹，李时珍父子再不能去那里坐诊，李时珍每见炼丹道士愤然嗤鼻。

1544年（甲辰）　明世宗嘉靖二十三年　　　27岁

　　一边行医，一边钻研前朝主要医学著作。史称李时珍"读书不治经生业，独好医书"，当指此后事。

　　世宗宠信奸臣严嵩，升其为吏部尚书，谨身殿大学士。

　　俺答数万骑寇边，进至完县，京师戒严。兵退之后，世宗听信道士胡言，归功于神灵保佑，加真人陶仲文秩少卿。

　　思想家王廷相（1474~1544）卒。廷相字子衡，号浚川，河南仪封（今兰考县）人，官至左都御史，因郭勋案被牵连，三年前罢官。著有《慎言》等。

1545年（乙巳）　明世宗嘉靖二十四年　　　28岁

　　蕲州连发大水，瘟疫流行，官家不顾民众死活。李时珍父子发扬高尚医德，精心为群众治病，史称"千里就药于门，立活不取值"。六七月间，时珍在蕲州一客栈与随同铃医叔父来蕲州购药材的兴国洲人吴国伦相识。吴国伦后进士及第官至河南左参政，与李攀龙、王世贞等并称大明文坛"后七子"。约八九月间，李时珍随蕲州樊山王子朱载坮到州城西北约六十里骅山悟空庙问道。

　　世宗昏庸至极，竟于宫中设坛求仙。上行下效，州县设坛求仙成风，社会风气日益败坏。

　　是年，抗击葡萄牙殖民者，明政府于宁波毁坏其船只37艘。

1546年（丙午）　明世宗嘉靖二十五年　　　29岁

　　其父补贡生，取得国子监生员资格，社会地位有所改变。加上医术高明，群众爱戴，地方人士刮目相看，出入于荆王府和蕲州顾、郝等豪门之家，较受尊敬，与郝家交谊尤深。郝家藏有大量医药典籍，李时珍常去借阅。

约冬月间，时珍跟随父亲李言闻到建昌南城，就回乡丁忧的吏部佟侍郎，因服李言闻所开补中益气汤而突然死亡原因时，发现乃当地药堂小二以钩吻当黄精致使佟侍郎中毒而亡。此事对李时珍刺激很大，是催生他重修《本草》的重要因素之一。

是年，俺答以十万骑寇掠延安等地。倭寇劫掠宁波、台州，焚毁官民房舍数百处。山东农民以田斌为首倡白莲教发动起义。

1547年（丁未）　明世宗嘉靖二十六年　　　30岁

借阅郝家所藏医药书籍。自称"行年三十，力肆校雠"，即广泛参考医药书籍，反复加以比较。积极扩充医药知识，提高医药理论，为尔后创造性研究打下更坚实的科学基础。

是年三月，到江西湖口县，寻觅治疗大肚子病（今血吸虫病）高氏神方。

葡萄牙殖民者寇掠福建漳州月港。思想家罗钦顺（1465~1547）卒。钦顺字允升，号整庵，江西泰和人。坚持唯物主义思想，著有《困知记》。

1548年（戊申）　明世宗嘉靖二十七年　　　31岁

此乃他博览群书，收获最大，提高最快的时期，对以后的本草编撰具有决定意义。

是年四五月间，李时珍再赴江西湖口拜师。"湖口得时，死人治活，活人断死"的民间轶闻约发生于此前后。

因湖广、贵州苗族屡起义反抗，朝廷特设湖广、贵州、四川三省总督以镇之。

1549 年（己酉）　明世宗嘉靖二十八年　　　　32 岁

大量阅读本草著作，不断发现旧本草存在许多缺点和错误，认识到《神农本草经》所载药物不多，三品分类法已不实用；《名医别录》也有不少欠妥的地方，《经史证类本草》最为完备，但也已成书三百多年，药物品种应加以充实，分类应加以改进。

是年，浙江海盗王真等与倭寇勾结，大掠沿海。

1550 年（庚戌）　明世宗嘉靖二十九年　　　　33 岁

经过十年读书，刻苦钻研医学典籍，不断提高医药理论知识水平，终于立下雄心壮志，重修本草，造福于民。

八月，俺答围困京师，焚掠外城三昼夜而去。

是年，陪樊山王朱载垅到州辖地黎企里（今蕲春漕河镇黄厂铁山一带）拜黄厂一骗医为师，获得治疗跌打损伤的要药给朱载垅治伤。

1551 年（辛亥）　明世宗嘉靖三十年　　　　34 岁

开始重修本草的准备工作。约在此年前后，收庞宪（号鹿门，蕲州人）为徒，充当自己的助手。另一学生瞿九思（字睿夫，黄梅人）后举万历乡试。

连年边防吃紧，军费日增，财力日困，令江南诸地增加银赋，是为明末穷苦民众的"加派"之始。

1552 年（壬子）　明世宗嘉靖三十一年　　　35 岁

正式编纂《本草纲目》。首先考虑按《通鉴纲目》体例重新建立分类原则。

是年，俺答犯大同，分兵犯三关、宁夏。倭寇入浙江，大掠舟山、象山。河决徐州，淤运河四十余里。内忧外患日益严重，统治者仍荒淫无耻，选民女三百入宫。

1553 年（癸丑）　明世宗嘉靖三十二年　　　36 岁

声名大震，求他治病者日众。授徒、行医，颇费精力，修订本草事，进展甚缓。

是年，以蜜裹砒霜制栓治好荆王子嗜吃灯花怪症。

倭寇为患日烈。屡犯沿海，流窜内地三月之久，曾到上海、乍浦等地，大掠而去。葡萄牙殖民者以海船遇难、借地晒物为由，扩展澳门租地。

杨继盛因劾严嵩被诬下狱。

1554 年（甲寅）　明世宗嘉靖三十三年　　　37 岁

为修订本草准备第一手资料，继承父亲写《蕲艾传》《人参传》的经验，对蕲州名贵药物"蕲蛇"进行实地考察，撰写《白花蛇传》。书已失传，部分内容保留于《本草纲目》。

世宗迷信道教益甚，迫切地祈求长生成仙，日夜斋戒祷告。

连年大饥，四方流民就食京师，死者枕藉。

1555年（乙卯）　明世宗嘉靖三十四年　　　　38岁

因医术精湛，武昌楚王朱英焜聘李时珍为奉祠所奉祠正（主管祭祀）兼管良医所事。楚王长子患暴厥症（即抽风），李时珍以黄土汤医治得愈。

倭寇在江苏、浙江、福建沿海大肆劫掠。杭州被围、受屠，"数十里外，血流成川"。戚继光从山东调浙江，任参军。

是年十月，严嵩杀张经、杨继盛（1516~1555）。

是年十二月，陕西、山西、河南等地同时发生强烈地震，死亡83万人。

1556年（丙辰）　明世宗嘉靖三十五年　　　　39岁

在楚王府任职。楚王酷爱炼丹求仙，宠信道士。李时珍常与道士发生争执，无法施展其医术，只得去武昌蛇山观音阁为百姓义务治病，向百姓寻方问药，继续研究医药。

世宗求仙趋急，命官吏采灵芝上贡，又派官吏到蕲州、河南等地采矿，到处勒索群众。蕲州的白花蛇也是贵族官僚勒索之名贵药物。人民苦于捕蛇上贡，编有诉苦民谣："白花蛇，谁叫尔能辟风邪！上司索尔急如火，州中大夫只逼我，一时不得皮肉破。积骨如巴陵，杀尔种类绝，白花不生祸始灭。"（《蕲州志》）

倭寇围困上海十七天。鞑靼贵族以十万骑兵进犯辽东，明总兵官被杀。

抗倭名将戚继光始于浙江组织民众创建"戚家军"。

1557年（丁巳）　明世宗嘉靖三十六年　　　　40岁

　　住楚王府。时往武昌观音阁与道长攀谈，为群众治病，接近群众，询问方药，为修本草做准备。

　　是年，得观音阁老道赠宋代文人张锐撰《鸡峰备急良方》。用"棺材粉治新郎官唇漏风、白术汤治新媳妇牙疯症、换药名巧治武昌知府疑心病"约在此期间。

　　为求长生，世宗命顺天府、广东采贡珍珠。派官员去福建、广东采龙涎香。福建、广东，时有民众起事。葡萄牙殖民者窃据我澳门，自设官吏。

1558年（戊午）　明世宗嘉靖三十七年　　　　41岁

　　是年，朝廷令地方举荐名医入太医院补缺，经楚王推荐，李时珍入北京太医院为候补（官秩八品）。有机会出入御药库、寿药房，见识许多珍贵药物，对重修本草有利，因与酷爱炼丹求仙的贵族们趣不相投，多次议倡重修《本草》均不受理视。因淡于功名利禄，一心钻研医药学，任职一年，托病辞职。史称其曾任太医院院判（正六品），不确。

1559年（己未）　明世宗嘉靖三十八年　　　　42岁

　　离太医院，途经河南，返家乡，沿途略做药物调查。"旋花"治筋骨疼痛的知识，即从车夫调查得来。《本草纲目》写道："时珍自京师还，见北土车夫每载之，云暮归煎汤饮，可补损伤。则益气续筋之说，尤可证矣。"（《旋花·发明》）

　　是年秋，到蕲水白莲河三河口戴空心医馆，拜老郎中戴灵素为师，抄录《保寿堂经验方》。《保寿堂经验方》为官至兵部尚书、太子少保谥号庄襄的麻城人刘天河在晋阳刊刻的医书。

文学家杨慎（1488~1559）卒。杨慎字用修，号升庵，四川新都人，明代第一流大学者，著述400余种。除诗文、戏剧、词典外，于医学、药学亦颇有研究。著有《升庵集》《丹铅余录》等。

书画家文徵明（1470~1559）卒。徵明号衡山，江苏苏州人。善画山水，工行书、草书，能诗能文，与唐寅等合称吴中四才子。著有《甫田集》。

1560年（庚申） 明世宗嘉靖三十九年　　　43岁

居家编撰《本草纲目》。同时总结自己的医学心得，写医书、脉学著作。

福建大埔窑民，南湾水民，尤溪山民，龙岩矿工及永定等处流民纷纷暴动。御倭兵士发生哗变。福建、广东、江西边境起义军首领据寨称帝，年号造历。

学者唐顺之（1507~1560）卒。顺之字应德，号荆川，江苏武进人。通晓天文、数学、兵法、乐律，提倡唐宋散文，同归有光等号称"唐宋派"。著有《荆川先生文集》。

泰州学派传人何心隐入京师讲学。

1561年（辛酉） 明世宗嘉靖四十年　　　44岁

在雨湖北岸红花园筑新居，号蕲所馆。新居濒临雨湖。写成医学著作《濒湖医案》《三焦客难》《命门考》《五藏图论》。诸书均失传，但《本草纲目》保留其部分内容。父亲月池公约于此前后仙逝。

文学名著《金瓶梅词话》约于此时由著名文学家李开先记录整理成书。

四川、福建、广东、江西等地流民、山民起事,此伏彼起。

1562年(壬戌)　明世宗嘉靖四十一年　　45岁

居蔄所馆,继续整理自己多年研究医学的心得。并为撰写《本草纲目》作资料准备工作。

严嵩以罪罢官,其子世藩下狱,大快人心。

倭寇猖獗,福建惨遭蹂躏,朝廷命俞大猷、戚继光为正副总兵以剿之。山西、陕西、宁夏各处地震。江苏、浙江遭大水,死者无数。

世宗求仙更急,派官吏四处搜求方士、方书。徐光启出生。后为著名科学家,编《农政全书》。

1563年(癸亥)　明世宗嘉靖四十二年　　46岁

居蔄所馆。研究脉学和本草学。

鞑靼骑兵入侵河北,京师戒严。下诏增修北京外城。戚继光败倭寇于福建。倭寇受巨创。

1564年(甲子)　明世宗嘉靖四十三年　　47岁

脉学专著《濒湖脉学》写成,序中自署:"嘉靖甲子上元,书于濒湖蔄所馆。"脉学著作《奇经八脉考》《脉诀考证》约撰于此前后。长子建中举于乡。

福建、广东等东南沿海受困二十多年的倭患基本平息。

1565年（乙丑）　明世宗嘉靖四十四年　　　　　48岁

不辞辛劳，外出查访药物，弟子庞宪和次子建元随行。外出采药，首行于江南药姑山，与药姑山乡医胡春晖结识。此后三四年间，经常在外，足迹遍于湖广、江西、安徽、江苏及大巴山、秦岭等地。可能下关东采访方药。所到之处向药工、药商、农夫、樵夫、渔翁、矿工、老妪询问各方面药物知识，亲自采摘尝试，随手记录，带回标本，为《本草纲目》收集丰富的第一手资料。风餐露宿，备受辛苦。

世宗朱厚熜杀严嵩之子严世蕃。抄没严家财产，得黄金三万多两，白银三百多万两，珠宝价值数百万。削严嵩为民，两年后死。国内除一大害。

黄河在沛县决口，淤塞运河航道二百余里。首次命治河专家潘季驯总理河道。潘季驯是与李时珍同时的著名科学家。自此年至1592年，潘季驯曾经四次出任总理河道的职务，在治河理论与实践方面作出重要贡献。

农民领袖蔡伯贯在四川大足以白莲教聚众起兵，连破七州县，国号大唐。

1566年（丙寅）　明世宗嘉靖四十五年　　　　　49岁

继续外出，采集药用植物，解剖药用动物，绘制药物图，同时注意收集民间各种单方、验方，后来编辑为《濒湖集简方》，书已失传，其内容保存于《本草纲目》附方中。

户部主事海瑞上疏批评世宗久不视朝，专事斋醮。触怒世宗，被捕下狱论死。

十二月，世宗因服方士"长生"丹药，中毒而死

（1507~1566）。太子朱载垕即位，为穆宗。巡抚御史庞尚鹏在浙江试行"一条鞭法"。

1567 年（丁卯）　明穆宗隆庆元年　　　　　50 岁

继续外出访查药物，收集资料。

明代著名政治改革家张居正入阁，参与机要。此后，居正秉权十五年，其中为首辅十年，国事稍有改良。

穆宗下令废除一切坛醮，撤除炼丹所，严惩宣扬封建迷信的方士，社会风气为之一变。同方士进行多年斗争的李时珍扬眉吐气。

重抄《永乐大典》，自 1562 年开始，至是年四月完成。

1568 年（戊辰）　明穆宗隆庆二年　　　　　51 岁

继续外出访药。

大学士张居正向穆宗直陈核名实、饬武备等六条政纲，力求改革吏治，振兴朝政。

议论核实勋戚所占庄田。限制勋爵占田不过百亩。改订盐法。

江西巡抚刘光济请行"一条鞭法"。十二月，江西开始推行。

著名文学家李开先（1501~1568）卒。开先字伯华，号中麓，山东章丘人。有传奇《宝剑记》等，《金瓶梅词话》由他整理而成。

文学家袁宏道（1568~1610）出生。宏道字中郎，湖北公安人，兄弟三人合称"三袁"，创立"公安派。"

1569 年（己巳）　明穆宗隆庆三年　　　　52 岁

外出访药，约于是年腊月回蕲州。居蔼所馆，自号濒湖山人。编《濒湖集简方》。撰写《本草纲目》初稿。

海瑞以右佥都御使巡抚应天，整饬吏治，刚直不阿，贪官、恶霸不敢作恶。

戚继光为总兵官，镇守东北边关，国威始振。

1570 年（庚午）　明穆宗隆庆四年　　　　53 岁

继续撰写《本草纲目》初稿。

文学家李攀龙（1514~1570）卒。攀龙字于鳞，号沧溟，山东历城人。与王世贞、李梦阳、何景明号称明中叶文坛"四大家"。

1571 年（辛未）　明穆宗隆庆五年　　　　54 岁

长子李建中任光山（今河南省信阳市光山县）县教谕。李时珍取道麻城，横越大别山，入河南与之相见。

明朝封俺答为顺义王，名其住所为归化城（今呼和浩特）；实行互市。自此大同、宣府以南平静无事。

戚继光编成《练兵实纪》；加强边军训练。

文学家归有光（1506~1571）卒。有光字照甫，号震川，江苏昆山人，著《震川文集》。

潘季驯第二次主持治河，坚持"束水攻沙"主张，提倡"四防""二守"的护堤制度。

1572 年（壬申） 明穆宗隆庆六年　　　55 岁

著成《奇经八脉考》。中秋日，友人吴哲写《题奇经八脉考》赞云："读濒湖李君《八脉考》，原委精详，经络贯彻，顿觉蒙开塞决，胸次豁然。"

是年十二月庚申日，李时珍与胞兄果珍为父母合墓葬立碑。碑石犹存。

五月，穆宗朱载垕（1537~1572）卒。神宗朱翊钧继位。政治家张居正任首辅，力行系统改革措施，上《帝鉴图说》。

隆庆年间，宁国府太平县（今属安徽）已行人痘接种法，17 世纪末传入俄国、土耳其，再传入西欧。是年，尼德兰革命爆发，是为欧洲第一次资产阶级革命。

1573 年（癸酉） 明神宗万历元年　　　56 岁

编撰《本草纲目》已进入完成初稿阶段。先后查阅了前人的医家药物学著作三百六十种，诸子百家的经史子集五百九十一种，共九百五十一种。

张居正设立章奏考成法，整顿吏治。明神宗万历年间，中国封建社会在政治改革家张居正治理下，有一度好转，但为时不久。统治集团更加腐朽，土地高度集中，社会危机日益严重，不断出现农民起义、市民暴动，边境亦无宁日。

1574 年（甲戌） 明神宗万历二年　　　57 岁

居蔼所馆，反复修改《本草纲目》初稿。

王世贞任湖广按察使。给蕲州顾氏写《顾氏祠堂记》。

文学家钟惺出生（卒于1625）。惺字伯敬，号退谷，竟陵（今湖北天门县）人。万历进士。官至福建提学金事。与谭元春同创"竟陵派"，反对诗文复古，提倡改良文学。著《隐秀轩集》。

文学家冯梦龙（卒于1646）出生于江苏长洲。后来编撰《喻世明言》《警世通言》《醒世恒言》三部短篇小说集。

1575年（乙亥）　明神宗万历三年　　　　　58岁

居蕲所馆。长子李建中任四川蓬溪知县，官阶文林郎（正七品官）。后按封建制度规定，经儿子建中申请，朝廷敕封李时珍为文林郎、四川蓬溪知县。

是年，湖广、江西、河南、京师等地连续发生地震，黄河决口。浙东海潮浪高数丈，人畜漂没。

1576年（丙子）　明神宗万历四年　　　　　59岁

居蕲所馆。此时，李时珍已有四子：建中、建元、建方、建木；四孙：树声、树宗、树本、树勋。

是年，复修《大明会典》。耶稣会在广东澳门设立教区，从此天主教在中国开始活动。

1577年（丁丑）　明神宗万历五年　　　　　60岁

居蕲所馆，作《本草纲目》的定稿工作。刻印脉学专著《奇经八脉考》，请其老师写序。其师顾日岩（名顾问）写了《奇经八脉考·序引》称许此书，序中写道："濒湖世儒，兼以医鸣，一门父子兄弟，富有著述。"

九月,"后七子"之一吴国伦在河南左参政任上被罢官。吴国伦与李时珍为好友,闻吴国伦被罢官,李时珍写七律《吴明卿自河南大参归里》相赠,由儿子李建元送至兴国洲吴国伦家,并邀约吴到蕲州相聚。

张居正居父丧,但仍"夺情"任职,主持朝政,引起保守人物的攻击。

1578年(戊寅)　明神宗万历六年　　　　　　　61岁

《本草纲目》编撰完成。编写过程中"三易其稿",历时二十七年。《本草纲目》卷一序例末段写道:"始于嘉靖壬子,终于万历戊寅,稿凡三易。分为五十二卷,列为十六部,部各分类,类凡六十,以类为纲,以药为目。"书中共收药物一千八百九十二种(据刘衡如校点本统计实为一千八百九十七种)。其中,李时珍所增药物为三百七十四种。附药图一千一百零九幅,为次子李建元绘。附方一万一千零九十六方。"它是中国医药史上的空前巨著,集十六世纪前医药学之大成,为发扬中国文化作出光辉贡献。这一药学巨著,实际上是李时珍一家三代人辛勤劳动的成果。金陵版《本草纲目》上载有辑书姓氏:"敕封文林郎四川蓬溪知县蕲州李时珍辑。云南永昌府通判男李建中、黄州府儒学生员男李建元校正。应天府儒学生员黄申、高第同阅。太医院医士男李建方、蕲州儒学生员男李建木重订。生员孙李树宗、李树声、李树勋次卷。荆府引礼生孙李树本楷书。"又《本草纲目》附图卷上有:"阶文林郎、蓬溪知县李建中辑,府学生男李建元图,州学生孙李树宗校。"其中还包括他弟子庞宪等的功劳。《湖广通志》说:"弟子庞鹿门尝助成《本草纲目》。"

约五月前后，吴国伦来蕲州蔼所馆拜会李时珍，并为其百药园题名红花园（园）。

是年，神宗下诏清丈天下田亩，限三年完成。全国户数为 10 621 466 户，人口为 60 692 856 口。岁入银三百五十五万两，岁出银三百八十万两。潘季驯第三次总理治河工程。

1579 年（己卯）　明神宗万历七年　　　　　62 岁

到黄州、武昌等地联系《本草纲目》刊刻之事，没有结果。约九月前后，只身赴南京寻求书坊，接洽刻书事宜。此后数年，常为刻书事劳神。

神宗下诏毁天下书院六十四所。

学者何心隐（1517~1579）遇害。何心隐原姓梁，名汝元，号夫山，江西永丰人。著《原学原讲》大讲办书院讲学之益，后以"妖道"罪被捕致死。

是年，潘季驯主持的巨大治河工程完工，筑堤三百余里，费银五十六万余两。使上下千里一片汪洋的重灾区，得以恢复生产，出现多年未有的兴旺景象。

1580 年（庚辰）　明神宗万历八年　　　　　63 岁

留居南京，联系刻书事，并继续做药物调查事宜。九月初，曾去江苏太仓弇山园访问学术界著名领袖王世贞，请他为《本草纲目》写序。王世贞曾任湖广按察使，时已罢官居家。延李时珍留居数日，相谈甚洽；欣然同意为书写序，并写诗戏赠李时珍。

是年，全国田亩清丈完毕，总计田 7 013 976 顷，比弘治（1488~1505）年间增加三百万顷。"于是豪猾不得其隐，里甲免赔累，而小民无虚粮。"

意大利耶稣会教士罗明坚以重贿入居广东肇庆，建教堂传教，是耶稣会士大批来华之始，在此之前，葡萄牙人将烟草、望远镜等物，首次传入中国。

刊刻《十三经注疏》。

文学家凌濛初（卒于1644）出生于浙江吴兴。后模仿"三言"，编成"二拍"。(《初刻拍案惊奇》《二刻拍案惊奇》)

1581年（辛巳）　明神宗万历九年　　64岁

可能仍留南京。约在此间，发现了南京码头药摊上的"三七"和客栈老板使用的"太子参"等新药，后补订于《本草纲目》。

是年，张居正全面推行"一条鞭法"，按实际丈量田亩，履亩征银，积极推行货币抵租制，促进资本主义萌芽的成长。

著名的耶稣会传教士利玛窦（意大利人）在广州穿僧衣，扮和尚，传天主教，后入南京、北京与上层知识分子结识，传播西学。

1582年（壬午）　明神宗万历十年　　65岁

南京书坊无人愿意刻印《本草纲目》。李时珍于此年前后失望而归。从此晚年居家，继续以医术为民众造福，间与师友往来，饮酒赋诗自娱。

六月，著名政治家张居正（1525~1582）卒。居正字叔大，号太岳，湖北江陵人。死后谥文忠公。著有《张文忠公全集》。1573年居首辅（即首相）以来，掌权十年，推行一系列政治经济改革措施，加强中央集权，限制豪强势力，清丈全国田亩，实行一条鞭法，提倡"厚农以资商""厚商以资农"。社会稳定，国势日强。

《西游记》作者吴承恩（1503~1582）约卒于是年。学者王畿（1498~1582）卒。王畿字汝中，号龙豁，浙江绍兴人，传王阳明心学，影响很大。著有《困知记》。

1583年（癸未） 明神宗万历十一年　　　　66岁

居蕲所馆。对《本草纲目》再作补订修改。

张居正死后，忌恨者纷纷攻击之。是年，神宗追夺其官爵。

女真贵族努尔哈赤起兵犯辽东。以后统一建州诸部，成为威胁明朝的强大势力。

1584年（甲申） 明神宗万历十二年　　　　67岁

居蕲所馆。世态炎凉。刻书渺茫，心情沉重。

封建顽固势力对改革家张居正实行残酷报复，抄没张居正家产；封锁门户，眷属饿死十余人。长子张敬修被拷打、自杀死。潘季驯等竭力疏救。神宗始准酌留田宅养其老母。凡与居正亲近的大臣，多受攻击。榜示居正"罪行"于天下。

神宗提倡儒学，以王守仁从祀孔庙。

是年，利玛窦在肇州绘《坤舆万国全图》《山海舆地图》成,是新型世界地图首次传入中国。

1585 年(乙酉)　明神宗万历十三年　　　　68 岁

长子建中升任云南永昌府通判(正六品官),婉谢不就职。乞归家省亲,未果。

神宗起用海瑞为南京右佥都御史。后改南京吏部侍郎。神宗下诏毁天下私立书院。

农田水利专家徐贞明受命督治京东水田。徐贞明著有《潞水客谈》,主张大兴西北水利,以增产粮食,改变依靠东南漕粮状况。

地理学家徐霞客(卒于 1640)出生于江苏江阴。后周游岭南各地,考察江山形势,写成《徐霞客游记》,颇有文学、地理学价值。

1586 年(丙戌)　明神宗万历十四年　　　　69 岁

居蕲所馆。晚年多玩诗词自娱,著有《蕲所馆诗话》,已佚。

是年,李时珍的家乡爆发农民起义。首领梅堂被官兵所俘,刘汝国继续领导斗争。

徐贞明督治水田,不及一年,已垦田三万九千余亩,还准备疏浚河道,以利灌溉。受到勋戚、宦官反对,京畿水田作罢。

1587 年(丁亥)　明神宗万历十五年　　　　70 岁

为纪念 70 寿辰,自编《蕲所馆诗集》(失传)。长子建中从四川蓬溪回家,全家团聚。建中无子,后收其弟建木之子树初为嗣子。树初年方两岁。万历四十六年(1618)乡试中举人,万历四十七年(1619)己未科第三甲第二百七十三名进士,授户部主事,天启七年(1627)升山西按察副使。

黄河决口于开封。江南大水。江北大旱,民食草木。

抗倭名将、民族英雄戚继光(1528~1587)卒。著有《纪效新书》《练兵实纪》。

海瑞(1514~1587)卒。南京罢市为之送葬。海瑞自号刚峰,有《海刚峰集》。

利玛窦到南京,改穿中国儒服,以接近士大夫,不反对中国的祖先崇拜。《天工开物》作者宋应星出生于江西奉新。

1588年(戊子) 明神宗万历十六年　　71岁

居蕲所馆。

农民领袖刘汝国称顺天安民王,领导数万农民军,转战于黄州、宿松、太湖等地。

神宗起用潘季驯第四次总督河道工程,下诏修江南水利。

学者罗汝芳(1515~1588)卒。汝芳字帷德,号近溪,江西南城(今抚州市南城县)人,文学家汤显祖之师。著《近溪子文集》。

女真族首领努尔哈赤(清太祖)兼并建州女真族五部,形成统一的强大势力,为明末主要威胁。

1589年(己丑) 明神宗万历十七年　　72岁

可能再去南京联系刻印《本草纲目》事,同时再次会晤王世贞，将已写好的《进〈本草纲目〉表》给王世贞过目。留书稿十载的王世贞在给《本草纲目》写序时，引用了其中不少文句。

农民领袖刘汝国兵败被俘，死于安庆。云南永昌卫兵变。湖广、江西、浙江大旱。潞王侵夺湖广民田四万余顷。耶稣会传教士利玛窦到北京。

1590年（庚寅） 明神宗万历十八年　　　　73岁

完稿十二年的《本草纲目》，终于在金陵藏书家胡承龙支持下开始刻版。是年春上元（正月十五）日，王世贞为《本草纲目》写序，称赞《本草纲目》："博而不繁，详而有要。""实性理之精微，格物之通典，帝王之秘箓，臣民之重宝。"李时珍多年来的抑郁心情为之一扫。后来，此书传于欧洲，陆续译成多种外国文字，著名科学家达尔文称赞它是中国的百科全书。

思想家李贽的重要著作《焚书》刻印于湖北麻城。

文坛领袖王世贞（1526~1590）卒。世贞字元美，号凤洲，又号弇州山人。江苏太仓人。嘉靖进士。官至刑部尚书。诗文均有名。著有《弇州山人四部稿》《画苑》等。

1591年（辛卯） 明神宗万历十九年　　　　74岁

欲至金陵（今南京）指导《本草纲目》刊刻。家人劝阻而未成行。

日本"白关"（丞相）丰臣秀吉，起水陆兵15万准备入侵朝鲜和中国，致书朝鲜王李昖说："吾欲假道贵国，超越山海，直入于明。"

长江中下游大水，沿线房屋田地多受害。汤显祖指斥奸臣误国，被谪广东徐闻。

1592 年（壬辰）　明神宗万历二十年　　　　75 岁

病卧蕲所馆。

日本大将军丰臣秀吉领军十三万人入侵朝鲜，陷王京。"且暮且渡鸭绿江。"朝鲜求援。明朝命海防御倭总兵官李如松等领大兵援朝抗倭。

全国手工业、商业发达地区，声势浩大，长达四十年的市民暴动，从此开始，突出地反映了新的生产关系同封建制度的矛盾。

1593 年（癸巳）　明神宗万历二十一年　　　76 岁

一代科学巨人病卒于家中。临终前未见到刻印的《本草纲目》。嘱次子建元来年将《本草纲目》进奉于朝。时珍去世后三年的万历二十四年（1596）十一月，李建元将书进献给神宗。在《进〈本草纲目〉疏》中写道："臣故父李时珍，原任楚府奉祠正，奉敕进封文林郎、四川蓬溪知县。生平笃学，必意纂修。曾著本草一部，甫及刻成，忽值数尽。撰有《遗表》，令臣代献。"《疏》中全文引入李时珍《遗表》。疏上，神宗御批："书留览。礼部知道。"

科学巨人李时珍同妻吴氏合墓葬于蕲州东门外雨湖南岸蟹子地。1982 年 1 月，其墓被列为全国重点文物保护单位。

李时珍临终有四子：建中、建元、建方（太医院医士）、建木（过继与李果珍为嗣子，乐善好施，有美誉），有五孙：树宗、树声、树勋、树本、树初（本建中之子，过继与建木为嗣子）。后人将李时珍、李建中、李建木、李树初祀于乡贤祠，建有"四贤坊"。

文学家、书画家徐渭（1521～1593）卒。渭字文长，号天池山人，浙江绍兴人。词曲、书画、诗文均有名，著有《徐文长集》《南词叙录》等。李如松进军平壤，大败倭军，威震全球。

参考文献

[1] 封蔚扨. 光绪蕲州志 [M]. 蕲州: 光绪十年（1882）.
[2] 冯君实. 中国历史大事年表 [M]. 沈阳: 辽宁人民出版社, 1984.
[3] 钱远铭. 李时珍史实考 [M]. 广州: 广东科技出版社, 1988.
[4] 唐明邦. 李时珍评传 [M]. 南京: 南京大学出版社, 1991.
[5] 李今庸. 湖北医学史稿 [M]. 武汉: 湖北科学技术出版社, 1993.
[6] 柳长华. 李时珍医学全书 [M]. 北京: 中国中医药出版社, 1999.
[7] 钱超尘, 温长路, 赵怀舟, 等. 金陵本本草纲目新校正 [M]. 上海: 上海科学技术出版社, 2008.
[8] 韩进林, 许正清. 千古人杰李时珍 [M]. 北京: 大众文艺出版社, 2009.
[9] 黄州府志 [M]. 影印本. 黄州: 清乾隆十四年刻刊, 2009.

杨际泰

杨际泰像

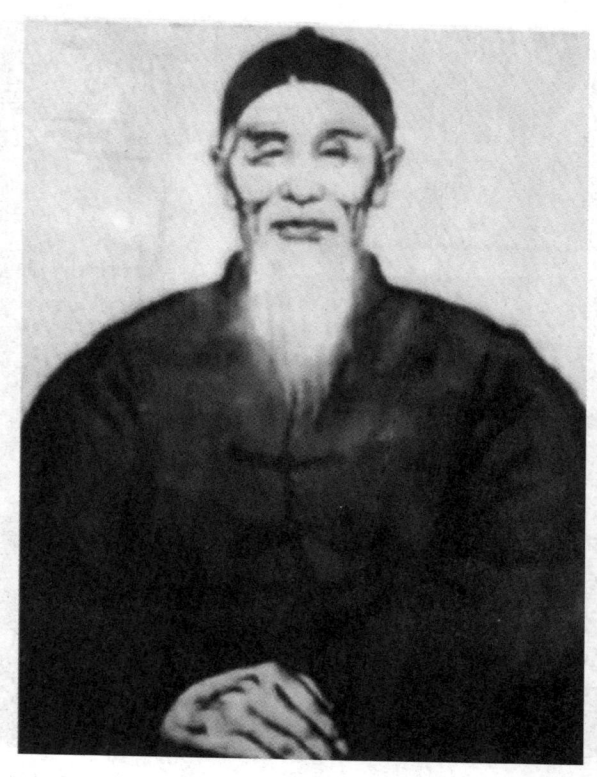

杨际泰墓

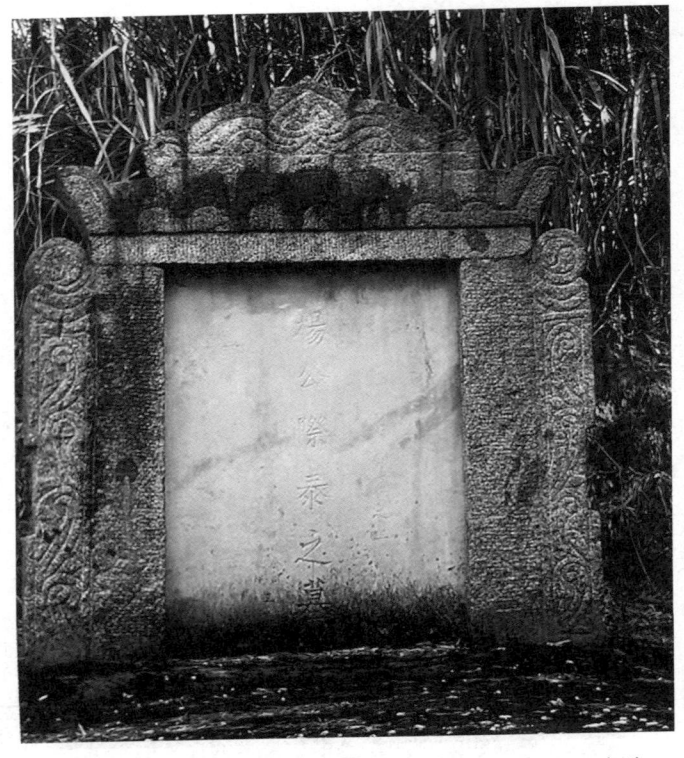

位于湖北武穴市梅川镇百园下赵村杨家塆后山的杨际泰墓

大事年表
（1773~1855）

编者按 此年表有关朝廷大事记载的时间，依据《中国历史大事年表》上的阿拉伯数字（公历）为准。记载杨际泰事略时间以宗谱等资料按农历时间为准。

1773年（癸巳）　清高宗乾隆三十八年　1岁

据民国初年广济《杨氏宗谱》记载，杨际泰出生于乾隆三十八（1773）年十一月二十日寅时。而诸多书刊如《鄂东四大名医》《黄冈文化简史》《吴楚名医杨际泰》等皆记载其生于1780年，殁于1850年。笔者依据《杨氏宗谱》上的生殁记载为准。

父亲杨炜璧，字值千，号连城，亦号少山。乡下郎中，生于清乾隆九（1744）年（甲子）正月初四丑时。母亲陈杨氏，与父亲生于同年同月二十日亥时。

杨际泰系杨家第四子，派名士英，字咨懋，号平阶，亦号啸生。其家住广济县（今湖北省武穴市）梅川镇上百园杨家塆。长兄杨士茂，字恒盛。次兄杨士薰，字彩函，后嗣与叔父炜璠名下。三兄长杨士泰，字省交，号辅堂，邑庠生。

是年　乾隆帝令校核《永乐大典》，并开《四库全书》馆，以纪昀（纪晓岚）为总裁。

朝廷下令解散耶稣会。

金简督造木活字刊行古籍。

英东印度公司开始专卖鸦片烟，并对中国走私贸易。

1774年（甲午）　清高宗乾隆三十九年　　　　2岁

正月　朝廷颁旨，制定民间聚众结社罪例。

3月　朝廷颁旨，禁止民间私造藤牌。

9月　山东白莲教首领王伦反清，不出一个月，即被朝廷击败。

10月　朝廷诏令各地推行保甲法。

杨际泰大病一场后，身体羸弱。

是年　黄河大决口，灾民流离失所。

1775年（乙未）　清高宗乾隆四十年　　　　3岁

6月　朝廷诏令禁止广西商民出口贸易。

11月　乾隆帝钦定奉天（今沈阳市）及山东沿海文武官员失察流民私行渡海案。

是年　安徽潜山县令程如意老母夜半盗汗屡治无效，遍寻高医。杨际泰父亲杨炜璧经潜山名儒杨赤豆举荐，过府用五贴"桑参散"治愈，名声大震。

1776年（丙申）　清高宗乾隆四十一年　　　　4岁

11月　乾隆下旨令《四库全书》馆详审细核，删毁违禁书籍。

12月 乾隆下旨,严禁汉人流入盛京(今沈阳市)及吉林等地。

浙江永嘉人胡挺三起义抗租。

杨际泰在父亲闲暇间,开始识文断字。

1777年(丁酉) 清高宗乾隆四十二年　　5岁

正月 乾隆帝诏令大将军阿桂到云南勘定边界。

朝廷诏告天下,严禁民间青壮之民习用火器。

杨际泰在父亲的教导下,能背诵《百家姓》《孝经》等简单古文。

父亲杨炜璧在蕲州一带行医,声誉鹊起。

11月 仕人王锡贯因考究《康熙字典》被乾隆帝诛杀。

1778年(戊戌) 清高宗乾隆四十三年(闰六月)　6岁

10月 士子徐述夔因诗文引发乾隆年间首起文字狱案。

12月 乾隆诏令严厉惩治山东义和拳。

杨际泰私自跑到山下私塾偷听塾师讲课,不幸被狗咬伤。

1779年(己亥) 清高宗乾隆四十四年　　7岁

二月 乾隆帝于江南扬州龙泉庄等处建行宫。

5月 乾隆皇帝于齐齐哈尔添设官屯。

杨际泰于村头松树上捉知了,不慎摔伤左臂。

是年 朝廷统计,全国人口27 500余万。

1780 年（庚子）　　清高宗乾隆四十五年　　　　　　　　8 岁

二月　杨际泰入私塾读书。塾师为其远房大舅陈中天。

6 月　大运河扬州段睢宁堤决口。

7 月　西藏班禅额尔德民进北京朝拜乾隆帝。

是年　英国输入中国鸦片增至四千余箱。

钱大昕撰《二十二史考异》书成。

1781 年（辛丑）　　清高宗乾隆四十六年　　　　　　　　9 岁

3 月　兰州回民苏四十三反清，攻克河州。大将军阿桂率军剿苏。三个月后将苏四十三全部剿灭。

五月　端午，杨际泰父亲杨炜璧接塾师至家过节。陈塾师对际泰赞赏有加。

是年　朝廷诏定凡新疆屯田军兵每二人给牛一头。

1782 年（壬寅）　　清高宗乾隆四十七年　　　　　　　　10 岁

正月　《四库全书》成书。

4 月　和坤奉旨勘查山东巡抚国泰贪污案。

6 月　朝廷诏告，收缴民间私藏枪械。罢河州乡勇。

是年　杨际泰学习渐入佳境，倍受同门学子佩服。

1783 年（癸卯）　　清高宗乾隆四十八年　　　　　　　　11 岁

正月　乾隆帝令开掘镇江河道，并诏令黄河两岸州府沿河堤植柳。

八月　乾隆赐西藏达赖喇嘛玉册、玉宝。

乡绅杨冬岁之子杨河春将藏入竹筒内的蛇偷放置杨际泰

书匣，不料反被蛇咬伤，杨际泰用白花蛇舌草急救，方使杨河春死里逃生。

1784年（甲辰）　　清高宗乾隆四十九年　　　　　　12岁

正月　杨际泰父亲杨炜璧、母亲陈杨氏四十岁生日，杨际泰兄长给父母亲祝寿。

4月　甘肃回民田五反清，大将军阿桂率军镇压。

7月　《河源纪略》成书。

阿桂大败田五于石峰堡。

10月　乾隆举行千叟宴，各地70岁老人进京赴宴。

十一月　杨炜璧为儿子办十二岁生日，乡绅杨冬岁率子杨河春上门给杨际泰贺生。

是年　美国船只首次进入广东海域，其水手杀害华人。

1785年（乙巳）　　清高宗乾隆五十年　　　　　　　13岁

正月　乾隆再次举办千叟宴。

3月　乾隆令重修京华卢沟桥。

7月　朝廷诏令福建巡抚送番薯至河南种植。

12月　乾隆诏令修纂《大清一统志》。

杨际泰与学友肖光际、吴占军等在肖光际家盟誓，奋力学习，攀登仕途。

1786年（丙午）　　清高宗乾隆五十一年（闰七月）　14岁

5月　河南连年荒欠，卖地者多，山西富豪至河南放债收利，贱析地亩，令归还原主。

7月 御史曹锡宝因弹劾和珅家奴非法被革职。

闰七月 和珅任文华殿大学士，管理户部。

十一月 杨际泰父亲杨炜璧到广济县衙给县令大人父亲治病，杨际泰随行进县衙，看到县衙里的绰阔及县令大人的派头，暗暗发誓要努力读书，考取功名。

是年 河南省大饥荒。

1787 年（丁未）　清高宗乾隆五十二年　　　　15 岁

六月 黄河决口于睢州十三堡，经商丘进入淮河。

九月 杨际泰参加广济县衙童试获童生资格。

十一月 父亲杨炜璧出诊途中遇大雪摔伤。着杨际泰冒雪到求诊者家中送信，另择医治病，际泰被父亲待病人如亲人的举止所感动。

1788 年（戊申）　清高宗乾隆五十三年　　　　16 岁

2月 乾隆帝封和珅为三等伯。

5月 朝廷赈灾台湾。

九月 杨际泰偶然读到父亲的《黄帝内经》，被书中的奇奥之文所吸引。

1789 年（己酉）　清高宗乾隆五十四年　　　　17 岁

正月 孙士毅为安南阮文惠所败。阮文惠与清廷议和，请封之为安南国王。

七月 杨际泰经父亲准允，读四书五经之闲暇时，可读医书经典。

10月　乾隆帝册封阮光平为安南国王。
是年　英国船只到达上海黄浦江达86艘。

1790年（庚戌）　清高宗乾隆五十五年　18岁

3月　乾隆帝封孟陨为缅甸国王。
5月　朝廷免去西藏所属三十九部钱粮。
6月　朝廷免去湖南苗区杂粮。
七月　杨际泰塾师与其父杨炜璧商定九月杨际泰到黄州应试。后因父亲杨炜璧上屋检漏摔伤卧床两个多月而弃考。
杨际泰三哥杨士泰长子杨锡爵出生，锡爵后过继给际泰二哥士茂为嗣子。
十二月　杨际泰大哥士薰长子杨锡宠出生。
是年　广东出口棉花五十余万担。
清廷人口统计结束，全国人丁301 480万余口。

1791年（辛亥）　清高宗乾隆五十六年　19岁

5月　乾隆帝制定宗室王公兼任职衔制。
10月　俄国派使臣进京，商议两国贸易事。
杨际泰姑父为广济大周桥油坊周坤浩之女做媒。际泰向父亲表示，未取功名不言婚娶。

1792年（壬子）　清高宗乾隆五十七年　20岁

9月　乾隆皇帝给西藏达赖喇嘛颁赠奔巴金瓶。
九月　杨际泰参加黄州府试，取得秀才功名。
10月　乾隆皇帝作《十全武功记》。

1793年（癸丑）　清高宗乾隆五十八年　　　　21岁

正月　清廷制定西藏善后章程。

4月　清廷勘定西藏与廓尔喀疆界。

6月　英国使臣马戛尔尼来华朝拜乾隆帝，英国船只至天津。

七月　杨际泰姑父再次为周家提亲，经父亲劝导，杨际泰同意认亲。

1794年（甲寅）　清高宗乾隆五十九年　　　　22岁

二月　清廷营造广东水师战船。

8月　弘历颁旨，严厉惩治陕西、湖北、河南等地白莲教。

九月　杨际泰随姑父至大周桥油坊周家相亲，甚为满意。

是年　黄河老坝决口。

广东出口土布59万匹。

1795年（乙卯）　清高宗乾隆六十年　　　　23岁

正月　杨际泰父亲与周家商定三月上旬给杨际泰办婚事。

三月　杨际泰与周氏女完婚。杨周氏生于乾隆三十九年（甲午）正月二十一日午时。

9月　乾隆立儿子颙炎为皇太子。

12月　乾隆（弘历）皇帝退位，太子颙炎继位，是为清仁宗，年号嘉庆。

是年　清廷人口统计为29 600余万。

1796 年（丙辰） 清仁宗嘉庆元年　　　　　　　　24 岁

2 月　北京天寒地冻，乞丐冻死、饿死 8000 余人。

英国人吉利随商船至中国，给嘉庆皇帝献贺表，进贡物品。

九月　杨际泰长女凤仙出生。

12 月　嘉庆诏告天下，禁止黎民百姓与王公大臣同名。

是年　朝廷诏告，禁止输入鸦片及栽种罂粟。

1797 年（丁巳） 清仁宗嘉庆二年　　　　　　　　25 岁

正月　贵州苗族妇女王囊仙起义。

9 月　朝廷规定"分办教匪法"。

杨际泰入武昌参加举人考试，落榜。

1798 年（戊午） 清仁宗嘉庆三年　　　　　　　　26 岁

正月　嘉庆皇帝改贵州平越为进隶州。

三月　杨际泰与广济知名人士，号称机智人物肖光际等于三月三聚会横岗山，言誓明年再赴武昌应举人试。

9 月　黄河睢州再次决口。

是年　清廷始创"乡勇"镇压各地义军。

1799 年（己未） 清仁宗嘉庆四年　　　　　　　　27 岁

正月　乾隆皇帝弘历（1711~1799）卒，寿元 89 岁。和坤（1750~1799）被诛杀，籍没全家。

九月　杨际泰二赴省城武昌参加举人考试仍不第归家。

十月　清廷诏令各省厉行编查保甲。

1800 年（庚申）　清仁宗嘉庆五年（闰四月）　28 岁

　　正月　杨际泰欲放弃科举，肖光际等人力劝不可半途而废，与一干落第秀才在广济禅宗阁盟誓，不达目的誓不休。

　　闰四月　朝廷诏禁各省督抚滥用驿递。

　　是年　朝廷再颁诏令，严禁输入鸦片和栽种罂粟。

1801 年（辛酉）　清仁宗嘉庆六年　29 岁

　　正月　因天寒冰雪半月未化解，杨际泰母亲杨陈氏被摔伤双腿。

　　9 月　嘉靖皇帝颁诏续修《大清会典》。

　　十月　杨际泰为夺取功名，读书足不出户，因用功过度，大病半月方愈。

　　是年　著名史学家、方志学家章学诚（1739~1801）逝世。

1802 年（壬戌）　清仁宗嘉庆七年　30 岁

　　3 月　英国船泊零丁洋（今广东珠江口）欲强行登陆，被清廷守军勒令制止。英国人入侵澳门。

　　九月　杨际泰第三次至武昌参加举人应试，仍名落孙山，扫兴归家，闭门三日不出。

　　是年　朝廷于贵州苗区设屯军。

1803 年（癸亥）　清仁宗嘉庆八年　31 岁

　　正月　杨际泰向父亲表白放弃科举，从父习医。父亲炜璧大人当场应允并勉励有加。

4月 安南阮福映请封并请求改国号为南越,清廷改国号为越南。

四月二十三日 杨际泰侄子杨锡蒲出生。

6月 嘉庆皇帝封阮福映为越南国王。

八月 杨际泰正式随父出诊习医。

是年 西班牙人传西洋种痘法于中国。

1804年(甲子) 清仁宗嘉庆九年　　　　32岁

正月 杨际泰每晚苦读《黄帝内经》《难经》《神农本草经》《本草纲目》,白天随父亲四乡行医。

四月 杨际泰进广济最大药行"济安药行"学习炙炮制药三个月。

1805年(乙丑) 清仁宗嘉庆十年　　　　33岁

4月 清廷禁止西洋人刻书传教及设立学校。

五月 杨际泰因辨识金银花与断肠草之区别而中毒。

8月 清廷增设广东水师提督府。

九月 杨际泰随父亲上横岗山百丈崖采挖鲜石斛,治好广济县绅士梅书海的胃病。

是年 清廷严禁私贩出海。美国开始向中国盗运鸦片。纪晓岚(纪昀)(1724~1805)逝世。

1806年(丙寅) 清仁宗嘉庆十一年　　　34岁

正月 父亲脚被扭伤,梅川茂德商行老板高热不退上门求医出诊,杨际泰第一次独立出诊,用"加减葳蕤汤"而治愈。初出茅庐第一功，使际泰对习医充满信心。

3月　清廷再颁禁诏，严令浙江不得贩运大米出洋。

1807年（丁卯）　清仁宗嘉庆十二年　　35岁

正月　广济机智人物肖光际妻子姜氏产后血崩不止，诸医施方无效，束手无策。杨际泰出诊肖家，用祖传"地榆炭"方治愈。肖光际四处游说杨咨懋（杨际泰表字）："一把黑炭灰、病鬼（魔）插翅飞"。际泰医名大振。

3月　《高宗实录》《圣训》成书刊行。

是年　基督教始由英国牧士玛理逊传入中国。

1808年（戊辰）　清仁宗嘉庆十三年　　36岁

五月　杨际泰到横岗山西边蕲州蔡受出诊，在峰洼口，被一野狗咬伤小腿，仍忍痛坚持到患者家施诊。

同月　英国船只至广州黄埔停泊。

六月初三　杨际泰二哥杨士泰病逝，时年41岁。

7月　英国人攻击澳门沿海炮台，被清守军击退。

1809年（己巳）　清仁宗嘉庆十四年　　37岁

七月　杨际泰与父亲熬制膏药，因火候太盛，膏药沸起将左手烫伤。

是年　清廷诏告，禁止外商船之护货兵船进入中国港内。

1810年（庚午）　清仁宗嘉庆十五年　　38岁

二月　清廷诏告，禁止鸦片输入京师。

五月 蕲春县丞之子（四岁）突然"高热神昏，面赤汗出，四肢抽搐，两目上视，口气臭秽，脉数而滑"。适逢杨际泰到县衙公干，遂主动出手，诊为"食积化热引发的食厥"，施以针灸和随身所带的保和丸煎汤而愈。蕲州人热议：广济出神医杨际泰。

7月 清廷修筑黄云梯关海口。

1811年（辛未）　　清仁宗嘉庆十六年	39岁

三月 杨际泰闻知安徽潜山天长观道长有治痨病（肺病）神方，遂赴潜山天长观拜师。

是年 淮河于阜宁、邳北棉拐山处决口。

全国人丁达35 861万余口。

1812年（壬申）　　清仁宗嘉庆十七年	40岁

正月 杨际泰娶梅川十六岁张氏女为二房。

六月 杨际泰出诊蕲春蔡受，途经横岗山坳口，遇一上山拜佛老妇中暑，遂施治使老妇脱险。老妇乃蔡受富绅蔡际天之母。

是年 清廷统计全国田亩计791万余顷，人口36 000余万。

1813年（癸酉）　　清仁宗嘉庆十八年	41岁

三月 机智人物肖光际到横岗山踏青，住杨际泰家三五日，建议际泰到梅川（时为广济县治）开医堂。父亲杨炜璧以"技不精，术不娴"而不允。

6月 朝廷严禁爱亲觉罗宗室与汉人通婚。嘉庆帝令纂修《明鉴》。

7月 清廷诏告天下，私贩鸦片及吸食者乃犯罪行为，予严惩。

九月 蕲春县令久咳不愈，经县丞举荐，延请杨际泰到县衙诊治。际泰断之为痨病初起，遂用潜山天长观道长治痨神方十剂即愈，蕲州城人再为杨际泰喝彩。

是年 广东进入外国船泊入港吨位达四万九千吨。广州大街小巷皆见洋人。

1814年（甲戌）　清仁宗嘉庆十九年　　　42岁

正月 清廷严禁银两偷运出洋。

闰二月 由文渊阁纂修的《全唐文》书刊行。

三月 杨际泰自蕲州坐船至黄州办事，至蕲水（今浠水县）下巴河上岸，遇一出殡队伍，见棺材底渗出鲜血，遂拦棺言棺中之人尚可有救。经立状画押，方开棺将难产的青年妇女救活。自此，"广济杨际泰死人诊活"的声名，州县遍传。

11月 英国船只侵入虎门。

是年 清廷诏令捕捉英、美走私船只。

1815年（乙亥）　清仁宗嘉庆二十年　　　43岁

正月 母亲陈氏足底涌泉处突生巨痈，杨际泰与父亲施治仍不见大效。闻知蕲春永福下乡（今蕲春县横车镇）张林冲一张姓郎中有祖传治痈神方，杨际泰遂用花车（一种独轮车）推着母亲赶至张姓郎中家求治。

3月　清廷制定查封鸦片章程。

10月　西洋人兰月旺违禁潜入内地传教被处死。

11月　朝廷诏令禁止买洋人输入奇货。

1816年（丙子）　清仁宗嘉庆二十一年　　　44岁

五月　母亲陈氏足底涌泉处痈疖复发，杨际泰再次携母到蕲春张郎中家求治。

6月　清廷增加江南水师营满汉驻军名额。

九月十五日　杨际泰母亲陈杨氏病逝，享年72岁。

1817年（丁丑）　清仁宗嘉庆二十二年　　　45岁

3月　朝廷增设天津水师营总兵。

四月二十二日　杨际泰二房张氏因突发狂证（后得知其五岁时被狗咬过）撞在屋后石岩上而亡，时年22岁。

1818年（戊寅）　清仁宗嘉庆二十三年　　　46岁

正月　汉口康复堂堂主段芜慕名从汉口赶来，邀约杨际泰到汉口共同开设医堂。际泰以母孝在身、父亲年迈而婉拒。

2月　清廷诏告天下，严禁内地无业之民进入蒙古。

1819年（己卯）　清仁宗嘉庆二十四年　　　47岁

五月初一寅时　杨际泰父亲杨炜璧仙逝，时年75岁。

5月　朝廷诏令严禁旗人收汉人为嗣。

12月 朝廷颁禁令，严查厦门洋船运茶。

1820年（庚辰） 清仁宗嘉庆二十五年　　48岁

正月　潜山郎中方泽洋经天长观道长举荐，来杨际泰家邀约其到徽州（今安徽省黄山市）开医堂药行。际泰以父孝在身而婉拒。

6月　朝廷严禁王公私买民女为妾。

7月　嘉庆皇帝颙琰病逝，次子旻宁继位，年号道光。

是年　英国输入中国的鸦片增至5000余箱。

1821年（辛巳） 清宣宗道光元年　　49岁

正月　杨际泰妻子周杨氏因天寒冰厚滑倒，身孕三月而流产。

是年　清廷重申禁烟令。
全国人口计35 500余万。

1822年（壬午） 清宣宗道光二年　　50岁

2月　道光皇帝颁旨，令广东严查出口洋船，不得偷漏银两。

三月　汉口康复堂堂主段芜自九江回汉口，绕道广济梅川再次邀约杨际泰到汉口开医堂。随同段芜的小妾哈欠连天，浑身乏力，鼻涕直流，倒地痉挛不止。经细问，方知其小妾在九江瞒着其夫偷试大烟而上瘾。杨际泰经段芜允许，用干艾蒿碾末点燃艾烟灌熏妾之鼻而使其脱瘾。

12月　朝廷重申沿海口岸严查私运鸦片。

1823年（癸未）　清宣宗道光三年　　　　　　　　51岁

正月　林则徐任江苏按察使。

六月　杨际泰到武穴出诊，街头遇一富家公子躺之于地流鼻涕打哈欠，哭爹叫娘。细问之，富绅之子在九江误食鸦片成瘾。际泰不忍，遂用土法干艾蒿碾末燃烟熏其口鼻而使富绅子从地下爬起狼狈而去。

8月　清廷制定海关口岸失察鸦片烟惩处条例。

1824年（甲申）　清宣宗道光四年　　　　　　　　52岁

三月　肖光际来横岗山踏青，再劝杨际泰到梅川开医馆。际泰亦动心，但因手头拮据而不便言之。

五月　蕲春蔡受村富绅蔡际天携小妾到杨家求诊，闻知际泰到梅川开医馆缺资，当即资助一百银两。际泰坚决不收，后蔡天际改以借银，杨际泰方收下。

是年　英国输入中国的鸦片增至一万二千余箱。

1825年（乙酉）　清宣宗道光五年　　　　　　　　53岁

正月　朝廷颁布《河道水利修治令》。

三月　"际泰医馆"于梅川下街头名曰凤翅坡处开业。汉口、九江、潜山、蕲春、黄州等地好友前来庆贺。

1826年（丙戌）　清宣宗道光六年　　　　　　　　54岁

正月　蕲春蔡受富绅蔡际天送其侄蔡半夏，到际泰医馆拜杨际泰为师。

三月　江苏试行海运米船到达天津。

1827年（丁亥）　清宣宗道光七年　　　　55岁

三月　九江富绅操鹏送其子操旺银到际泰医馆治烟瘾。因操旺银吸食鸦片久瘾过长，杨际泰原来的艾烟熏鼻法不甚有效，遂开始深究戒烟除瘾之方剂。

四月　清军收复新疆喀什噶尔地，叛军首领张格尔遁走。

1828年（戊子）　清宣宗道光八年　　　　56岁

正月　朝廷严令查禁西洋人私运鸦片。

杨际泰听从肖光际等好友的建议，开始整辑父亲杨炜璧的医案、医方，拟为父亲出医书。

三月　因到医馆求治烟瘾人逐渐增多，杨际泰开始研制戒烟瘾之方剂。

7月　朝廷严禁广东海关口岸私货入口及银两出洋。

1829年（己丑）　清宣宗道光九年　　　　57岁

正月　朝廷再颁禁令，严查西洋人私运鸦片，两箱以上连船带烟一律没收。

三月　汉口段芜再次来到梅川，言之汉口吸食鸦烟人增多，劝杨际泰早日到汉口开医堂，并坦言所有费用由他先行垫付。

1830年（庚寅）　清宣宗道光十年　　　　58岁

4月　朝廷严禁铜锡及食盐出口。

五月 杨际泰在以干艾蒿熏烟法除瘾的基础上,增加紫苏、薄荷、菖蒲等草药煎汤和诸药燥干碾末熏用双管齐下,效果明显上升。

是年 中国由出超国滑为入超国。

林则徐、魏源等于北京组成"宣南诗社"。

全国人口为 39.478 万余。

1831年(辛卯)　清宣宗道光十一年　　　　59岁

3月 重修《康熙字典》成。

五月 杨际泰应汉口段芜诚邀到汉口考察开医馆前期事宜。

六月 朝廷严查边夷人私种罂粟。

七月 朝廷制定官民买吸鸦片条例。

杨际泰整理的医书初稿成。初拟定书名《杨氏医简》。

1832年(壬辰)　清宣宗道光十二年　　　　60岁

8月 英国人船只开始侵入中国内河。鸦片已大量进入汉口、南京、九江等长江口岸城市。

十一月二十日 杨际泰满花甲。幼年桐梓好友吴占春官至成都府教谕,给杨际泰写诗贺岁。诗曰:

　　　　一事无成两鬓丝,何心更去写春思。
　　　　寻途屈指三千里,计日情深十二时。
　　　　回收老年还旧愿,寄怀浓墨赋新诗。
　　　　幽香与我多缘分,画角苗头总不辞。

1833年（癸巳）　清宣宗道光十三年　　　　　61岁

三月　杨际泰再赴汉口，对开设医馆诸事与段芜进行了细致入微的考究。在回梅川途中的船上，与一游方郎中交谈，获知用白鳝泡酒可除烟瘾。

6月　清廷严禁广东外洋贸易以银及洋钱易货。

经肖光际等好友建议，勿用父名为著者，书名为《医学述要》，署名杨际泰。梅川人肖光全新开刻印坊半价刻印《医学述要》。

1834年（甲午）　清宣宗道光十四年　　　　　62岁

四月　杨际泰决定在汉口韩家墩祥云里饶家棚开设"平阶医寓"（杨际泰字平阶）。一应费用由段芜支付，该医寓为二人合伙所有。合约规定杨际泰第一年每个月在医寓坐诊半月，第二年坐诊十天，第三年，每两个月坐诊十五天。梅川际泰医馆交由侄儿杨锡爵主理。杨锡爵字裕丰，医学训科生员，15岁时随杨际泰仕医。

是年　英国输入中国鸦片增至二万一千余箱。

1835年（乙未）　清宣宗道光十五年　　　　　63岁

三月　杨际泰在汉口平阶医寓坐诊。韩家墩商贾韩正引九岁爱子求治。韩正诉爱子遗尿三年有余，遍寻高人大医治疗无效。际泰观小儿清瘦面黄，精神不振，舌淡、苔少，少气无力，脉俱虚，断其肾气不足、阳气未实，膀胱气化失利，遂以《景岳金书》"下病上治"之法在温肾固摄之方上增宣肺开窍之品，连服十剂，患儿痊愈。韩正送"时珍再世"匾额，际泰医名"动三镇，热汉口"。

8月 英国船只驶入刘公岛洋面，清廷急令沿海诸省堵截。

是年 全国人口40.176万余人。

1836年（丙申） 清宣宗道光十六年　　64岁

正月 杨际泰娶妾陈氏女。

三月 杨际泰诚研出戒毒消瘾有效方，包括饮白鳝泡酒方、烟垢以毒攻毒方，经梅川际泰医馆和汉口平阶医寓试用，效果甚佳。

11月 清廷严令英国人退出广州

12月 英国皇家查理义律通告粤督就任驻广州商务正监督。

《医学述要》正始刊行。书共36卷，分20部，126门，3406证，321法（非药物疗法），同时还收载包括膏、丹、丸、散、汤等传统剂型共附方2100余。

1837年（丁酉） 清宣宗道光十七年　　65岁

正月 杨际泰于梅川际泰医馆坐诊，继续探究戒毒除瘾之方，在原有的方剂上调换了些药物，如增加了生姜、半夏、大黄等炮制草药。

11月 英国人叶利我安向粤督申请自由贩运鸦片，遭拒绝。

是年 英国输入中国鸦片增至三万九千余箱。

1838 年（戊戌）　清宣宗道光十八年　　　　66 岁

五月　杨际泰在汉口平阶医寓坐诊，依据吸大烟瘾君子的不同症状，对消瘾戒毒方进行了再次调整。

5月　林则徐向道光皇帝奏请禁烟，并拟出禁止章程六项条款。

8月　英国人梅脱兰以战舰三艘威胁清廷，要求通商自由。

10月　广州居民万人示威，反对英、美人贩运鸦片。

11月　道光帝大臣伊里布查禁云南私种罂粟；令林则徐为钦差大臣，往广州查办海口禁烟。

是年　英国输入中国鸦片增至五万余箱。
全国计有人口 40.900 余万。

1839 年（己亥）　清宣宗道光十九年　　　　67 岁

1月23日（农历丁酉岁十二月初九）　两广总督邓廷桢向英国查理·义律宣告钦差大臣来广州查禁鸦片。

2月26日（正月十三）　广州官员在商馆前以绞刑处死中国鸦片烟贩。

3月10日（正月二十五）　钦差大臣林则徐到达广州。

3月12日（正月二十七）　查理·义律致书粤督，抗议在商馆前执行绞刑事件。

同月　林则徐命行商颁给谕帖，严令外商缴烟具结。查理·义律在广州召集英商会议，阴谋抗拒禁烟运动。林则徐下令军队包围商馆，断绝粮食补给。查理·义律被迫递函允缴鸦片。

4月11日（二月二十六） 林则徐、邓廷桢亲抵虎门，验缴英国鸦片贩子缴出的20.283万箱鸦片。

4月22日（三月初九） 两江总督陶澍病逝，林则徐调任两江总督。

5月9日（三月二十六） 清政府命就地销毁鸦片。

6月3日（四月二十二） 林则徐始于虎门销毁收缴鸦片，至25日方销毁已毕。

同月 杨际泰编戒烟顺口溜，分别在梅川际泰医馆、汉口平阶医寓请少儿传唱，吸引了大批百姓围观。后经名士肖光际建议，整理成《告乡民书》小册，扉页画有吸烟"丑态图"和打油诗：

　　鬼是当年人，人是凹眼鬼。
　　请你看此图，若要勤吸烟，
　　便是速求毙。问汝悔不悔？
　　死虽分上下，人鬼是一体。

12月6日（十一月初一） 林则徐布告停止中英贸易。

12月13日（十一月初八） 清廷诏令严禁中英贸易。英国兵船侵入广东海港，中国水师提督关天培在林则徐督军下，击退英军。

12月 杨际泰返梅川，安排医馆事宜，作赴广州准备。

1840年（庚子）　清宣宗道光二十年　　68岁

正月 杨际泰与汉口段芜等一行四人赴广州声援林则徐禁烟。

林则徐就任两广总督，邓廷桢离粤。

2月29日（正月二十七） 林则徐派水师渔艇火攻敌

船，焚毁鸦片烟船23只。

6月8日（五月初九） 中国水师火攻英军于九星门。

6月22日 英国海军司令伯麦宣布自6月28日起封锁广州。

杨际泰与段芫等在广州禁烟戒毒院，协助戒毒院为烟民戒毒除瘾。

9月17日（八月二十二） 道光皇帝命琦善为钦差大臣，查办林则徐、邓廷桢。

9月 杨际泰、段芫在广州参加广州民众抗议琦善向英国人委曲求全的游行。

1841年（辛丑） 清宣宗道光二十一年　　69岁

1月26日（正月初四） 英国舰队武力占领香港。

1月27日（正月初五） 道光皇帝下令对英宣战。令伊里布进兵收复定海。

2月 广州民众欣闻皇帝对英军宣战，纷纷走上街头庆贺声援，杨际泰、段芫等参与声援庆贺。

2月26日（二月初六） 清政府令将擅自割让香港的琦善革职锁拿京师，家产查抄入官。英军攻陷虎门诸炮台，关天培力战阵亡。

3月 杨际泰自广州回到梅川，因一路劳顿，回家后病卧半月。

5月27日（四月初七） 清廷钦差大臣奕山派广州知府与英人议款签订《广州和约》，向英军缴纳赎城费600万元。

1842年（壬寅）　清宣宗道光二十二年　　70岁

正月　段芫建议杨际泰对《医学述要》进行重刊，或可再著新的医著。

9月6日（八月初二）　道光皇帝批准耆英、伊里布与英国签订的《江宁条约》亦称《南京条约》。

12月（十一月二十）　杨际泰七十寿诞。八方好友祝寿。杨际泰撰诗《七十自述》：

久闻七十古来稀，屈指而今是也非。
回首砚田怜石瘦，感怀枯井忆泉肥。
催科无事公应笑，数米为炊内子讥。
幸得良朋知敬仲，分金多与泯从违。

1843年（癸卯）　清宣宗道光二十三年　　71岁

1月27日（十二月二十）　重修《大清一统志》成书。

正月　杨际泰正式动笔撰写医著《医学纲要》。

是年　英国传教士在上海创办墨海书馆，设印刷所。是为英国在中国开设的第一个机器工业。

英国在上海设立东方银行分行。

1844年（甲辰）　清宣宗道光二十四年　　72岁

3月　汉口段芫托人捎信，汉口大商贾吕施爱子毒瘾严重，请杨际泰到汉口亲诊。

4月　杨际泰为吕施爱子施治月余，毒瘾去除。吕施送金字大匾：戒毒神医。

11月11日（十月初二）　清政府批准天主教解禁。

1845 年（乙巳）　清宣宗道光二十五年　　73 岁

正月　汉口段芜来信，武昌府为推行强制戒毒除瘾，请杨际泰参与戒除行动。杨际泰于正月十五到汉口，参与戒除活动两月余，救治瘾君子 50 余人。

七月十四日　杨际泰发妻杨周氏逝世，享年 73 岁。

是年　洪秀全写成《原道救世歌》《原道醒世训》。

1846 年（丙午）　清宣宗道光二十六年　　74 岁

正月　广济名士肖光际为杨际泰赠诗八首，诗之八曰：
昂头抛却腐儒巾，抱璞含芳率本真。
延龄又得长生药，岂仅长生近渭滨。

4 月 25 日（三月三十）　邓廷桢（1776~1846）逝世，时年 70 岁。林则徐复出任陕西巡抚。

1847 年（丁未）　清宣宗道光二十七年　　75 岁

正月　杨际泰医著《医学纲要》初稿成，增加了诸多戒毒除瘾医案。计 66 卷，其中上 30 卷基本上是《医学述要》内容。

4 月 30 日（三月十六）　清廷调李星源为两江总督，林则徐为滇督。

1848 年（戊申）　清宣宗道光二十八年　　76 岁

五月　杨际泰《医学纲要》二稿毕，临封笔时改名为《医学集要》。

是年　上海青浦地区漕运水手痛打英国传教士。

杨际泰诗集《杨平阶行吟》手抄本刊行。

1849年（己酉）　清宣宗道光二十九年　　　77岁

正月　杨际泰携《医学集要》书稿到汉口托段芜找刊刻社刊印。

三月　段芜突发脑厥（脑梗）逝世。《医学集要》刊印搁浅。

是年夏　长江流域中下游地区发生百年未遇特大洪水。

1850年（庚戌）　清宣宗道光三十年　　　78岁

2月25日（正月十四）　道光皇帝旻宁病逝，时年68岁（1782~1850）。

3月9日（正月二十六）　皇子奕詝即位，以第二年为咸丰元年。

九月　杨际泰《医学集要》经汉口韩家墩商贾韩正举荐，汉口舒德同庆刊刻堂接书稿待刻印。杨际泰喜泣而作《医学集要》刊印有感：

六十年前苦效颦，灵枢博览受艰辛。
精华采择无欺我，寒暑参稽恐误人。
橐笔名流邀众宝，金刀梓客费多缗。
千秋秘奥从心得，就正高明辨疵醇。

1851年（辛亥）　清文宗咸丰元年（闰八月）　79岁

1月11日（庚戌岁十二月十日）　洪秀全于广西金田起

义，建号太平天国元年，封立幼主，讨伐清廷。

五月 杨际泰到汉阳同庆刊刻堂察看《医学集要》的刊刻，给刊刻工人送去粽子、绿豆糕等食品。

1853 年（壬子） 清文宗咸丰二年　　　　　80 岁

2 月 3 日 太平天国颁行天历。

十一月二十日 杨际泰八十大寿，写八十《自嘲》以贺：

　　平生不复慕繁华，烦恼重重志更加。
　　一杖倚门樵径静，双竿题壁宝屏斜。
　　雄豪气概忘今昔，倔强情怀不掩遮。
　　南北东西嗤白发，自惭无信到天涯。

1853 年（癸丑） 清文宗咸丰三年　　　　　81 岁

三月　《医学集要》刻印完毕，因太平军攻占汉阳，位于汉阳的同庆刊刻堂不得不停止装订，将印发的《医学集学》书页藏于地下。

是年冬 太平天国颁布《天朝田亩制度》。

1854 年（甲寅） 清文宗咸丰四年　　　　　82 岁

1 月 13 日（癸丑十二月十五） 太平天国开科取士。

正月　同庆刊刻堂欲装订《医学集要》，因大部分书页受潮，不得不重新刻印。后因太平天国军队再次攻克武昌，占领汉阳。兵荒马乱之季，工人散尽，刊刻堂无法刊刻而关门，致使《医学集要》未成书而散佚。但民间流传仍有少量的《医学集要》残方。

1855年（乙卯）　清文宗咸丰五年　83岁

正月初十辰时，杨际泰无疾而终，与发妻周氏合葬于横岗山西侧百园杨塆侧边垄、艮山坤向。碑今存。

链接

1986年，广济县文化馆在"三民"集成普查工作中，首次发现《医学述要》刊印本。

1994年，《医学述要》之戒毒偏方在昆明重新进行临床试验，戒毒成功。

1996年，以杨际泰名字注册的湖北际泰药业公司在武穴诞生。

2000年开始，杨际泰戒毒偏方被商家广泛应用。

2000年初，以杨际泰为生活原型的电视连续剧《此碑无文》在武穴拍摄，年末在中央电视台播放。

2011年《杨际泰传》正式出版发行。

2015年，湖北省武穴市人民政府斥巨资将藏于民间的《医学述要》原著版权收归国有并影印出版。黄冈职业技术学院组织专家学者对原著进行校点后出版。

参考文献

［1］　杨际泰医学述要［M］.武汉：湖北省图书馆藏本，1836.
［2］　胡一峰.戒烟佥载［M］.民国初年（1912）残本.
［3］　吴伦.汉口明清商贾集要［M］.民国初年（1912）版残本.

[4] 杨氏宗谱[M]. 残本. 约光绪末年纂修.
[5] 蕲州蔡氏家谱[M]. 民国八年（1919）残本.
[6] 广济县志办. 广济县志[M]. 武汉：湖北人民出版社，1981.
[7] 冯君实. 中国历史大事年表[M]. 沈阳：辽宁人民出版社，1984.
[8] 李今庸. 湖北医学史稿[M]. 武汉：湖北科学技术出版社，1993.
[9] 熊传海. 鄂东四大名医[M]. 北京：中医古籍出版社，1998.
[10] 武汉市志：风俗志[M]. 武汉：武汉大学出版社，1999.
[11] 武汉市志：人物志[M]. 武汉：武汉大学出版社，1999.
[12] 韩志琦. 韩氏谱牒集汇[M]. 安阳，2000.
[13] 韩少山. 韩家墩探源[M]. 武汉，2001.
[14] 薛福成. 庸盦笔记[M]. 南京：凤凰出版社，2004.
[15] 黄州府志[M]. 影印本. 黄州：清光绪二十年刻刊，2009.
[16] 戴世民. 吴楚名医杨际泰[M]. 香港：中国国际文化艺术出版社，2011.

后　记

　　天佑鄂东，赐五大名医，地开橘井，传命脉一香。

　　《鄂东五大历史名医大事年表》是"鄂东中医药文化丛书"的"先遣"之作，是丛书编委会全体人员的智慧结晶，也昭示着丛书"三皇肇始、五帝开基、百草九针、四诊八纲"的中医药文化主旨旗鲜帜亮。

　　《鄂东五大历史名医大事年表》的问世，凝聚着域内外专家学者的心血汗水。除王叔和外，庞安时、万密斋、李时珍、杨际泰等大医相继有年谱、年表见之于报刊。其中，李时珍的年谱、年表先后有八种之多。北宋医王庞安时的年谱，最早见之于《庞安时传》，万密斋的年谱首见于《万密斋传奇》，杨标泰的年谱见之于《杨际泰传奇》。尽管《鄂东五大历史名医大事年表》中的内容，比上述版本的大医年表（谱）丰裕盈富得多，但毕竟借鉴了上述版本的基础内容。故此，特向上述版本的作者唐明邦（李时珍年表）、叶贤恩（庞安时年谱）、胡荣希（万密斋年谱）、戴世民（杨际泰年谱）等先生表示由衷的感谢。

　　《本草》主编夏春明先生，作为"鄂东中医药文化丛书"主编，是《鄂东五大历史名医大事年表》的重要推手和策划者。黄冈职业技术学院教授、医古文专家南东求先生为《鄂东五大历史名医大事年表》的成书，倾注了心血。在此，一并感谢。

作为"鄂东中医药文化丛书"的开卷之书,《鄂东五大历史名医大事年表》不足之处在所难免，敬请诸位宽宥海涵之余，予以指正为盼。

有《鄂东五大历史名医大事年表》的抛砖引玉，黄冈中华中医药文化丛书的出版，必将精彩迭出，佳作不断。

韩进林

2018年9月7日于黄州